临床实践教学规范

LINCHUANG SHIJIAN
JIAOXUE GUIFAN

■ 主　编　彭云珠　何飞
■ 副主编　刘　园　董俊杰　缪应雷　赵学凌
　　　　　梁　琨　祁文瑾　李红宾

云南出版集团

YNK 云南科技出版社
·昆明·

图书在版编目（CIP）数据

临床实践教学规范 / 彭云珠 , 何飞主编 . -- 昆明：
云南科技出版社 , 2021.1
ISBN 978-7-5587-3302-4

Ⅰ . ①临… Ⅱ . ①彭… ②何… Ⅲ . ①临床医学
Ⅳ . ① R4

中国版本图书馆 CIP 数据核字 (2021) 第 018495 号

临床实践教学规范

LINCHUANG SHIJIAN JIAOXUE GUIFAN

彭云珠　何 飞　主编

刘 园 董俊杰 缪应雷 赵学凌 梁 琨 祁文瑾 李红宾 副主编

出 版 人：温　翔
策　 划：高　亢
责任编辑：赵　敏
封面设计：余仲勋
责任校对：张舒园
责任印制：蒋丽芬

书　　号：ISBN 978-7-5587-3302-4
印　　刷：云南灵彩印务包装有限公司
开　　本：787mm×1092mm　　1/16
印　　张：7
字　　数：175 千字
版　　次：2021年1月第1版
印　　次：2021年1月第1次印刷
定　　价：39.00元

出版发行：云南出版集团　云南科技出版社
地　　址：昆明市环城西路609号
电　　话：0871-64192481

编 委 会

主　　编：彭云珠　何　飞
副主编：刘　园　董俊杰　缪应雷　赵学凌
　　　　梁　琨　祁文瑾　李红宾
编　　委：黎承萍　张海蓉　樊文星　刘　玲
　　　　张丽芳　刘晓蕾　张　敏　石梦琳
　　　　陈凌强　孙　煌　吴晓娟　钟庆华
　　　　尹竹萍　程　欣　李锐洁　张　玮
　　　　马　敬　李　航　夏　靖　李　波
　　　　殷小寒　陈有华　苏　斌　熊　瑞
　　　　桂世俊

前　言

临床实践教学是医学生理论联系实际、培养临床能力，构建良好职业习惯和职业素养，从学生到医生角色转变的重要阶段。为达到医学教育本科质量标准，实现人才培养目标，进一步规范临床实践教学活动，保证临床实践教学质量的规范化，同时加强教师对实践教学规范的认知，做好临床实践带教工作，编者总结附属医院多年临床实践教学管理中的经验，撰写《临床实践教学规范》。

《临床实践教学规范》主要针对临床医学专业本科阶段临床实习教学所设计，包括实习科室轮转、临床实习考核、Mini-CEX、DOPS、OSCE、入科教育、教学查房、病案讨论、实习小讲课、临床技能操作、学生座谈会、实践教学督查、自主联系实习等，每个教学活动都制订了规范化流程、内容要求、活动记录表等，通过此类教学活动培养学生初步的临床能力、终身学习能力和良好职业素质，给予学生人文关怀、医患沟通、医学法律、职业素养等多方面临床工作的培养。

目　录

一、临床实习科室轮转规范

（一）轮转目的

通过轮转实习，进一步加深实习生对于各科常见病、多发病的理解，建立相对完备的临床诊治思路，学会临床观察，临床资料分析，系统归纳结果，做出诊断并进行恰当处理，逐步培养医学生独立思考、独立工作能力，良好的医患沟通能力等。并在工作中养成同理心、尊重患者和提供优质服务等行为，树立真诚、正直、团队合作和领导力等素养。

（二）轮转安排

临床医学专业实习生科室轮转应根据教育部《中国本科医学教育标准——临床医学专业》，结合各院校实习大纲要求安排。其中，临床医学专业主要二级学科实习轮转包括内科（其中呼吸、心血管、消化应分别不少于 3 周）、外科（其中普外时间不应少于 6 周，且需同时包括胃肠外科和肝胆外科）、妇产科和儿科等科室轮转。临床医学专业（全科方向）、医学影像专业、影像技术专业、麻醉专业等其他专业的实习轮转应结合各院校实习大纲具体要求安排。

（三）轮转要求

1. 在上级医师的指导下，每名学生分管 4~8 张病床（按实习医院和科室的具体情况而定）熟悉并严格遵守病房工作各项规章制度，严格履行实习医师职责，认真执行各项诊疗规程。

2. 于病人住院后的 24 小时内必须完成病人的大病历书写，包括全面采集病史、正确体格检查，填写病历首页及书写病程记录等各项病历资料，粘贴各种检查及化验单。

3. 掌握各科必要的基本技能与操作，参加科内各种急诊处理。

4. 参加科内各种实践教学类活动，如临床技能培训、教学查房、病案讨论、实习小讲课及各类学术活动等。平时结合各科病例，主动查阅资料，进行深入学习，查房或者讨论时提出自己的看法，积极总结经验和知识。

5. 按要求完成各科室形成性评价，如大病历书写、Mini-CEX 及 DOPS 等。

（四）轮转方式

集中讲课、示教、教学查房、病案讨论、教学研讨会、义诊服务、参与科研等。

（五）考 核

轮转结束后，按要求参加每个轮转科室的小出科考，以及内、外、妇产、儿、影像、麻醉等大出科考核，指导教师按学院规定的评分标准，对学生的学习成绩、工作态度作初步记录和记分，报教研室主任审核后逐级上报。

二、临床实习教研室职责

（一）教研室是附属（教学）医院基本的教学单位，承担着教学的具体组织、实施和管理的职能。教研室的基本任务是按照教学计划的规定，认真完成所承担的教学任务，不断提高教学质量，努力开展教学改革、教学研究和师资培养。

（二）教研室必须执行医科院校及医院下达的教学任务，包括临床课程的理论课讲授、见习及毕业实习带教。

（三）教研室主任全面负责教研室的工作，根据教研室属下各临床学科组成情况，推荐教研室副主任和教学秘书人选，协助主任工作。

（四）教研室按期做好课程规划、配合上级主管部门调整人才培养方案，每年制订教学计划，并整理当年教学总结。

（五）教研室每月至少组织一次教研活动，研究教研室工作，重点解决医教协同、师资培养、课程建设，要认真组织并做好记录，填写教研室活动登记表。

（六）教研室主任（和/或教研室副主任、教研室秘书）按要求参加医科院校及医院教学管理部召开的教学会议，会后必须将会议内容及安排向各课程组教师做传达，并做好传达记录及后续工作的跟进落实。

（七）做好教研室教学文书档案管理工作，至少每学期更新完善一次，并接受上级教学管理部门的检查。

（八）根据不同专业临床实习生实习要求，在上级教学管理部门协调下，制定临床实习轮转计划，遴选符合要求的责任导师，制定相应教学环节计划并督促执行。

（一）组织、督查教学查房、病案讨论、小讲课、专题讲座、技能培训与考核等教学内容按规范开展。

（十）组织、督查各级各类形成性评价、终结性评价的执行。每学期结束前填写有关教学工作报告表，连同试卷分析、学生成绩、成绩分析一并交上级临床教学管理部门。

（十一）教研室承担教师培训责任，组织青年教师任课前试讲、教学比赛等培训工作，组建可持续发展的教师队伍。

三、临床实习科室职责

（一）临床科室是附属（教学）医院基本的医疗单位，同时承担着教学的具体组织、执行和管理的职能。尤其在实践教学中，按照实践教学计划，认真落实实习生管理，完成实践教学任务，不断提高教学质量，努力开展教学改革、教学研究和师资培养。

（二）科室必须执行教研室下达的教学任务，包括临床课程的理论课讲授、见习及毕业实习带教。

（三）科室主任全面负责教研室的工作，根据临床亚学科组成情况，指定负责教学工作的科室副主任和教学秘书人选，协助主任完成教学工作。

（四）科室根据教研室下达的教学任务，落实实习生责任导师制度；做好实习生日常教学纪律监管；按计划执行入科教育、临床技能培训、教学查房、病案讨论、小讲课、学生座谈会等教学内容。

（五）科室组织、督查各级各类形成性评价、终结性评价的执行。尤其是实践环节的过程性评价，以 Mini-CEX、DOPS 等形式有序开展；按要求安排教师参与到OSCE 考试等环节中，并做好适时评价与记录。

（六）按期提交学生考勤、排班表等教学计划与总结。做好《实习生管理手册》《教学环节记录》等科室教学文书档案管理工作，至少每月更新完善一次。

（七）科室是临床教资培训的基本单位，完成组织青年教师试讲、制订青年教师导师、指导教师参加各级教学比赛等培训工作，建设一支能胜任医教研工作，包揽 5+3+X 全程医学教育持续发展的教师队伍。

四、教研室秘书职责

（一）协助教研室主任完成教研室的日常管理工作，安排各项具体工作，处理协调教学工作的具体环节。

（二）每学期接受教学任务后及时制订教学进度（大课和见习课进度安排），确定授课教师并上报临床教学管理部门。教学过程中及时提醒授课教师授课时间，避免教学事故的发生。做好期末考试监考、阅卷和成绩登统工作，并于规定时间内报临床教学管理部门。

（三）教学秘书每学期听课评教不少于3学时，除安排教研室主任、副主任听课评价外，还要安排教研室（临床科室）其他教师评教至少3人次；检查临床见习及毕业实习带教情况，根据自己对实际工作的观察结果，为教研室提出建设性意见。

（四）安排毕业实习学生临床科室轮转计划，做好实习生入科教育，组织各类实践教学活动，协助上级临床教学管理部门安排入科临床操作技能培训及出科临床操作技能考试。督促各科室及时完成对实习生的考核及评语总结，填写教研室意见及最后评分，及时上报临床教学管理部门。

（五）教研室秘书同时兼任教研室的档案员，负责教研室的档案的收集、整理、保存。

（六）教学秘书因科室工作安排或个人事由必须更换人选时，必须书面上报临床教学管理部门。更换申请须说明更换原因、更换时限、工作是否交接完毕、新秘书姓名、电话、邮箱，以保证教学工作的延续性。

五、临床实习责任导师职责

（一）责任导师的遴选

1. 附属医院临床实践教学实行实习生责任导师制，在本人报名的基础上，根据带习任务的需要，经教研室推荐并按要求提前上报上级教学管理部门审批。

2. 责任导师必须有热爱教学工作、有良好的医风医德。

3. 原则上具有中级及其以上职称或有硕士及以上学位工作三年以上。

（二）责任导师工作职责

1. 责任导师是实习生在该科室轮转实习期间的责任人，对实习生的思想政治品德表现、学习态度、学习纪律、临床能力、学习评价、学习痕迹记录等负全部责任。

2. 责任导师负责指导医学生的医学教育临床实践活动，确定从事医学教育临床实践活动的具体内容，审签医学生书写的医疗文件。

3. 责任导师必须具有很强的教学意识，增强医患沟通观念，积极说服相关患者配合医学教育临床实践活动；在安排和指导临床实践活动之前，应尽到告知义务并得到相关患者的同意，并保证患者的医疗安全和合法权益。

4. 实习生所有医疗行为都必须在责任导师指导下完成，不承担医疗事故或医疗纠纷责任；因临床带教教师指导不当而导致的医疗事故或医疗纠纷，由临床带教教师承担相应责任。

5. 责任导师是学生实习期间临床思维能力和操作技能培训的第一责任人，根据所带实习生的工作情况、学习态度及考勤等，在实习生出科时给予实事求是的实习鉴定和平时成绩；对实习生违规违纪的情况要及时批评教育，严重者及时报告科主任。

6. 按照实习生实践教学考核规定，认真组织实习生小出科考核，包括实习期间学生的工作表现、考勤的管理，组织 Mini-CEX 及 DOPS 评价，考核后及时反馈给学生，并认真填写"临床实践教学考核记录"中有关栏目，实事求是地评定实习生的实习情况，写出评语并签名审核。

六、临床实习生医学人文规范

临床实习是医学教育的重要组成部分，是医学生从事医疗卫生服务的开端，实习期间，规范医学生行为举止，对培养学生良好的职业素养，树立远大的职业理想，高尚的职业情感，纯正的职业作风，严格的职业纪律，良好的医德医风，具有重要意义，通过总结多年办学思想，制订实习医生行为规范如下：

（一）思想规范

遵纪守法　　　　牢记初心
以人为本　　　　践行宗旨
大医精诚　　　　关爱生命
健康所至　　　　生命相托

（二）医德规范

敬业尚德　　　　尽职尽责
救死扶伤　　　　尊重病人
慎言守密　　　　严谨求实
奋发进取　　　　奉献爱心

（三）礼仪规范

仪表端正　　　　举止稳重
着装整洁　　　　朴素大方
言语亲切　　　　切忌冷漠
举止文明　　　　视病如亲

（四）生活规范

生活节俭	礼貌待人
尊重同行	严于律己
团结协作	发挥才能
人际和谐	立志高远

（五）学习规范

勤奋好学	博学慎思
博采众长	集思广益
精益求精	取长补短
勤于实践	勇于探索

（六）纪律规范

严谨守信	严格自律
作风正派	恪守医德
合理用药	合理治疗
言行一致	以诚待人

【注释】

（一）遵纪守法

1. 实习生要严格遵守国家的政策，法律法规等，践行社会主义核心价值观，维护社会的安定团结；

2. 贯彻执行党的基本路线，坚持四项基本原则；努力学习马列主义，毛泽东思想，邓小平理论和三个代表等重要思想，以及习近平总书记系列讲话精神，积极参加科室政治学习活动；

3. 实习生要遵守实习单位的各项规章制度，遵守公共秩序，爱护公共设施；

4. 贵重仪器，未经上级医师同意，不得擅自动用，如要使用，需在老师的指导下，按照操作流程规范使用；

5. 保持宿舍内务整洁，认真轮流打扫综合环境，不在宿舍违规使用大功率电器；

6. 实习期间不准外出，不准留宿异性；

7. 医学实习生要遵守医院的作息制度，不得迟到、早退；国家规定的节假日，实习生要严格按照科室值班要求参加必要的医疗工作；生病或有事必须请假者，病假要有诊断书，事假需写假条，经批准后方可休假。

（二）严格要求自己，树立良好的医德医风

1. 牢固树立"一切为了病人，为了病人的一切"的服务宗旨，切实履行救死扶伤的崇高职责；

2. 尊重和同情病人，急病人之所急，想病人之所想，尽力给病人以方便，全心全意的为病人服务；

3. 热情的接待患者及家属病人，说话和气，不训斥病人，不和病人争吵；

4. 悉心做好力所能及的解释，维护医患和谐关系；

5. 对患者一视同仁，不因患者的身份、疾病种类、知识层次而有所区别对待；

6. 保护患者隐私，不得私下相互讨论患者的隐私，或者泄露需要保护性医疗的任何诊断及治疗方案；

7. 实习学生在给女患者检查时，要征得带教老师的同意，且检查时要有第三者（女性）在场；

8. 检查病人要全面细致，一丝不苟，操作准确，动作敏捷，尽可能减少病人不必要的痛苦；

9. 主动协助医务人员搞好环境卫生，保持室内的肃静，避免噪音，做到走路轻、关门轻、操作轻；

10. 坚持救死扶伤的革命人道主义。

（三）自尊自爱，注重仪表

1. 工作时着装整洁、朴素大方；男生不留长发，不得穿"人字"拖鞋上班；女生不浓妆艳抹，不配戴首饰，不穿高跟鞋，不得穿着低领、露脐装、超短裙；

2. 养成良好的卫生习惯，不随地吐痰，不乱扔纸屑、果皮，工作时间不吸烟、不饮酒、不会客；

3. 不参与赌博，不参与封建迷信活动，不看色情、凶杀、迷信书刊、录像；拾金不昧，不受贿，不行贿，不受利诱，不参与传销等违法活动。

（四）勤俭朴素、礼貌待人

1. 生活应有规律，学会料理个人的生活；

2. 生活简朴，不摆阔气、不乱花钱，不向父母提出超越家庭经济条件的要求；

3. 尊敬师长，见到老师主动打招呼问好；虚心听取师长的意见和教导，认真完成老师交给的任务；经常把自己的生活学习思想状况如实的汇报给老师和家长；与其他医生、护士、研究生等和睦相处，团结友爱；

4. 举止文明，不说脏话；

5. 工作中节约用电、用水、用纸。

（五）勤奋学习

1. 实习生在实习期间，要勤奋、主动、好学、多问；

2. 每天早上，提前上班进入病房，查看自己分管的患者，了解患者夜间病情变化及处理意见，了解患者的饮食，护理工作执行情况；查房前应准备好有关资料和检查器械，主动向上级医师汇报病情和检查结果，提出诊疗意见等；

3. 独立完成分管病床的一切医疗文书和记录工作，对新入院患者，首先由实习生询问病史、全面进行体检；24 小时内写好病历，两小时内完成首次病程记录等医疗文件书写；

4. 根据病情需要实习生应认真学习、填写各种临床检查，器械检查和特殊检查，以及转诊、会诊等申请单，并经上级医师签名后才能发出；对各种检查结果应认真分析，熟记并按时粘贴好；

5. 对患者的一切诊疗操作和特殊检查，应在上级医师指导下进行，实习生开处方、下医嘱、申请各种检查、开具疾病证明等，必须经上级医师同意并签名后才能生效，若自作主张造成医疗差错事故，实习生应自己负责任；

6. 分管的患者需要会诊或到有关科室检查时，实习生应主动陪同前往会诊，病例讨论时应详细做好记录，发生医疗差错医疗事故时，应立即向上级医生如实汇报，积极采取补救措施；

7. 参加科室值班，积极参加危重病例的抢救和特医特护工作；

8. 要培养自己发现问题、查阅资料、解决问题的能力，注重临床思维能力的培养。

（六）为人诚信

1. 树立严谨的作风，钻研医术，精益求精；

2. 学习掌握人文医学知识，提高人文素质，对患者实行人文关怀；

3. 学术诚信，研究方案不得剽窃，研究数据不得造假，撰写文章不得抄袭。

七、入科教育规范

通过开展实习生集中规范入科教育实践，帮助熟悉环境及流程，拉近与科室的距离，防止实习过程中发生差错事故，带着问题实习，提高实习效果，完成实习计划。临床实习生入科教育内容包括：①科室简介；②医德医风教育；③介绍本科室需掌握的实习内容；④教学目标与计划安排；⑤实习要求。

（一）主要内容

1. 科室简介：介绍科室环境、床位、师资等，便于其尽快熟悉环境，对科室有一个大概了解，减少其陌生感。

2. 医德医风教育：严格实行岗前医德医风教育，包括医患沟通、医疗安全教育、医学人文知识、医院感控、法制教育、职业道德要求等。

3. 需掌握的实习内容：结合实习大纲和科室特色介绍主要实习内容及任务，包括科室病种、诊疗思维、基本用药、基本操作技能等。

4. 教学目标与计划安排：结合实习大纲和科室具体情况介绍教学的组织和安排，包括教学查房、病例讨论、小讲课、技能培训等实习活动的目标与时间安排等实习期间对本专业病种和诊疗操作上应达到的要求。

5. 实习要求：介绍本科室规章制度、实习劳动纪律、形成性考核评价及要求等。

（二）要　求

实习生入科第一天，要求科室负责人或者专业负责人以 PPT 形式进行入科宣教。

表一　入科教育记录表

科室		培训时间	
主讲人		地点	
学生信息	年级（　　）	专业（　　）	人数（　　）
参加人员			
主要培训内容			
记录人			

八、教学查房规范

教学查房是医科院校临床实践教学中培养医学生临床能力的重要教学环节，是培养实习医师临床思维能力、自学能力、临床操作能力和医患沟通能力的有效途径，是培养实习生将理论知识和临床紧密结合起来的重要教学手段。教学查房和医疗查房、教学小讲课、病例讨论等不同，具体规范如下：

（一）教学查房的目的

1. 通过教学查房，指导实习生进行问诊、体检，以及整理、分析和归纳检查资料，从而得出正确的诊断和治疗方案，培养科学的临床思维方法，提高实习生分析解决临床实际问题的能力。

2. 通过教学查房，理论联系实际，培养实习生掌握疾病的正确诊疗程序，强化相关理论知识的掌握，学习新知识、新技术、新方法。

3. 建立疾病诊疗的整体观，培养良好的医风医德和严谨求实的医学态度，树立人文关怀的理念。

（二）教学查房的要求

1. 根据实习大纲要求，按照实习计划，教研室在每轮大轮转前一周制订教学查房时间表，内容包括教学查房时间、地点、指导教师、参加实习生等；未经科主任、教研室主任同意和临床教学管理部门批准，实施过程中不得随意调整计划（包括指导教师、时间、地点），否则按教学事故处理。如有特殊情况需要做教学计划调整者，需提前三天通过教学管理部门流程报批。

2. 内科、外科、妇产科及儿科等凡有实习生的科室均应组织教学查房，实习生较少的科室经教研室主任同意，报临床教学管理部门批准后，可合并组织教学查房。

3. 参加教学查房人员为指导教师、实习医师、上级教师、青年医师、主管护理人员等，每组教学查房实习生人数原则上不超过 15 人。

4. 教学查房必须突出以学生为中心的教学理念，病情讨论分析由实习生作为主要的发言者，指导教师进行引导、提问、答疑、点评及总结，教学查房时间分配原则上为教师用时：实习生用时＝1：1，不得将教学查房做成小讲座。

5. 教学查房的指导教师必须由临床经验丰富、教学意识及责任心强的教师承担，原则上应是病房三级或二级医师；教学查房实施期间，教研室、科室不得给指导教师安排医疗工作、参加会议等其他工作。

6. 指导教师应根据教学查房的安排和要求，提前准备本学科有代表性的常见、典型病例，在进行教学查房3天前通知实习生拟定的查房病例，并指定1名主管实习生作病史汇报及主要的查房准备。

7. 所有参加教学查房的实习生必须提前熟悉病历，并查阅相关资料，被指定汇报病史的实习生提前做好病史汇报的PPT。

（三）教学查房的程序与内容

教学查房过程分三段：

第一阶段：在示教室进行，时间 15~20 分钟

1. 指导教师介绍本次教学查房的目的、内容和病例，以及查房重点，并检查应到实习生人数，如有观摩人员应做自我介绍。

2. 实习医师汇报病例（病史、症状、体征、辅助检查、初步诊断和治疗情况），是否需要准备PPT应提前说明。

3. 指导教师补充遗漏、纠正错误，并做简要评价。

注：第一阶段病史汇报也可在床旁进行。

第二阶段：在病房进行，时间 20~30 分钟

1. 在进入病房前和查体结束后指导教师、主管实习生必须洗手或进行手消毒。

2. 印证病史：指导教师带领大家向患者问候，在征得患者同意后，由主管实习生对患者病史做补充问诊，进一步了解病史，锻炼实习生医患沟通技能，如有遗漏，由指导教师和其他医师补充询问。

3. 体格检查：重点进行与疾病诊断、鉴别诊断相关的体格检查，由主管实习医师进行；实习生边操作边叙述检查的内容和结果，指导教师仔细观察评判，并进行示范和纠错。

4. 病史询问和体格检查结束时，应为患者整理好衣被并致谢。

注：（1）问诊是在病史汇报基础上所做的补充问诊，非系统问诊。

（2）查体不需要进行全身体格检查，仅检查与诊断、鉴别诊断相关的系统与部位，强调在诊断及鉴别诊断中具有重要意义的阳性症状与阳性体征，以及阴性症状与阴性体征。

（3）教师原则上不应中途打断学生查体，应由学生做完后再进行补充、纠错、示范，避免在患者面前直接批评实习医师。

（4）床旁查体应熟练和紧凑，床旁时间不宜过长。

（5）床旁查体要有爱伤观念，需要暴露肢体时需争取患者同意，注意隐私保护，观察患者的耐受性，查房结束要对病人表示感谢。

第三阶段：在示教室进行，时间 25~40 分钟

1. 指导教师以病例为基础，引导实习生展开分析与讨论。

2. 在分析过程中，指导教师应重视对实习生临床思维的培养，适时提问，注意与实习生的互动，适当使用双语教学。

3. 指导教师可以应用 PPT 引导讨论，并进行总结，但注意不能将此阶段变成小讲座。

4. 最后，由指导教师对本次教学查房进行归纳总结，肯定本次教学查房的收获，指出不足与今后需要进一步改进的问题，给实习生提出复习要求和内容。

注：该阶段要体现以学生为中心，增加学生的参与感，加强师生之间的互动，但教师要掌控全局，把握好讨论的时间和内容方向。讨论内容可围绕诊断、鉴别诊断、治疗及本病人存在的难点进行，鼓励所有同学积极参与讨论，提出问题，解决问题。（注意仅仅围绕本病人进行讨论，不要离开病人泛泛讨论某个疾病，老师仅为引导，不要变成小讲课，可适当运用双语教学。）

（四）教学查房床旁站位图

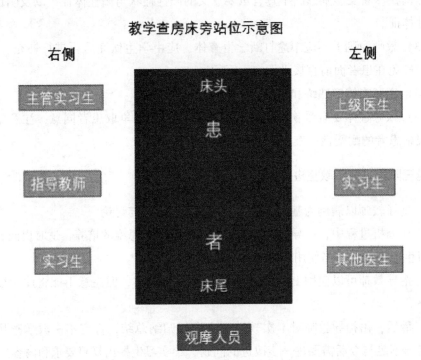

教学查房床旁站位示意图

注：可在病人床尾或者主管实习生右侧放置治疗车，安排护理人员协助查房。

（五）教学查房的基本流程

教研室按要求安排教学查房指导教师、时间、地点及内容
（在实习生出科大轮转前 1 周将下一轮的教学查房计划报教学管理部门备案）

↓

指导教师根据要求选择病例，与病人沟通，取得配合

↓

指导教师准备教学查房预案，并提前 3 天通知学生作相关准备

↓

示教室介绍本次查房的目的、要求，在此阶段由学生介绍病史，教师点评

↓

顺序进入病房，学生做补充问诊，体格检查等基本操作，
教师做点评、纠错及示范

$$\downarrow$$

回示教室听学生诊治分析，总结病例特点；并由上级医生补充或修正

$$\downarrow$$

指导教师围绕该病例，进行各层次的提问、启发、诱导、纠偏。
联系相关理论知识进行分析，就该患者的病因、诊断、
鉴别诊断、治疗及预后等组织学生进行讨论

$$\downarrow$$

指导教师归纳、总结，指出存在问题和努力方向，介绍新进展
（根据学生情况综合给出实习平时成绩，填写教学查房记录）

（六）补充说明

教学查房有两种主流的教学查房形式：形式一：即上述规范所规定的模式，第一阶段由主查学生制作 PPT 并进行脱稿汇报，地点在示教室进行，训练学生 PPT 演讲的能力。对于不需要做保护性医疗的病例查房也可以采取形式二：即在第一阶段仅需教师在示教室说明查房的目的及注意事项，提出教学目标、教学难重点等。病史汇报直接至床旁进行进入第二阶段，在床旁听取实习生脱稿汇报病史，并补充问诊，看其体格检查等基本操作，教师做点评、订正。

表二　教学查房预案表

填报人：＿＿＿＿＿＿＿＿　　　　　　填报时间：20＿＿＿年＿＿＿月＿＿＿日

查房时间：20＿＿年＿＿＿月＿＿＿日＿＿＿午＿＿一＿＿　地点：＿＿＿＿＿＿＿＿＿＿＿＿＿

指导教师：＿＿＿＿＿＿＿＿，职称：＿＿＿＿＿＿＿＿，职务：＿＿＿＿＿＿＿＿

拟查病人：＿＿＿＿＿＿＿＿，楼层：＿＿＿＿＿＿，床号：＿＿＿＿，住院号＿＿＿＿＿＿＿＿

病种归类：＿＿＿＿＿＿＿＿＿＿＿＿＿＿＿＿＿＿＿＿＿＿＿＿＿＿＿＿＿＿＿＿＿＿＿

病情介绍：（略）请预先查阅病史、阳性体征、辅检发现、诊疗经过

教学目的：（由主查教师填写）＿＿＿＿＿＿＿＿＿＿＿＿＿＿＿＿＿＿＿＿＿＿＿＿

＿＿＿＿＿＿＿＿＿＿＿＿＿＿＿＿＿＿＿＿＿＿＿＿＿＿＿＿＿＿＿＿＿＿＿＿＿＿＿

＿＿＿＿＿＿＿＿＿＿＿＿＿＿＿＿＿＿＿＿＿＿＿＿＿＿＿＿＿＿＿＿＿＿＿＿＿＿＿

＿＿＿＿＿＿＿＿＿＿＿＿＿＿＿＿＿＿＿＿＿＿＿＿＿＿＿＿＿＿＿＿＿＿＿＿＿＿＿

＿＿＿＿＿＿＿＿＿＿＿＿＿＿＿＿＿＿＿＿＿＿＿＿＿＿＿＿＿＿＿＿＿＿＿＿＿＿＿

参与学员：主查学生＿＿＿＿＿＿＿＿＿＿＿＿＿＿记录者＿＿＿＿＿＿＿＿＿＿＿＿＿＿

其他学员：＿＿＿＿＿＿＿＿＿＿＿＿＿＿＿＿＿＿＿＿＿＿＿＿＿＿＿＿＿＿＿＿＿＿

＿＿＿＿＿＿＿＿＿＿＿＿＿＿＿＿＿＿＿＿＿＿＿＿＿＿＿＿＿＿＿＿＿＿＿＿＿＿＿

学习资源要求：心电图、看片灯、电脑、显微镜、眼底镜、皮尺、病理切片、骨髓片、投影

仪、血压计、听诊器、叩诊锤、直尺、标记笔、手消液、棉球、棉签、其他：_____

_____

保护性医疗：一般、中等、强烈

指定参考书：_____

双语词汇：_____

思 考 题：_____

查房后教师反馈：对学生表现满意度（优、良、中、差）；对学生相关知识技能满意度（优、良、中、差）；建议：_____

_____

查房后学生反馈：总满意度（优、良、中、差）；对教师满意度（优、良、中、差）；收获度（大、中、小、无）；建议：_____

_____

科主任签字：_____ 教学秘书签字：_____ 时间：20___年___月___日

备注：

1. 本预案必须由查房教师提前3天根据《教学查房教案》填写、报送教研室并印发到相关教师及学员手中；

2. 教学查房的形式和内容严格遵循《教学查房规范》《教学查房预案》和《教学查房流程》；

3. 科主任应亲自承担或现场指导教学查房，如指定其他教师查房应认真审核"预案"；

4. 学生必须按照分工提前熟悉病历资料和复习相关文献，大胆提出问题、分析问题和模拟决策，现场回答临床思考题和教师的其他提问，完成"查房记录"以备教研室检查；

5. 教学秘书必须协助查房教师接洽病人、准备场所、器械、电教设备，按时发出并收回本"教学查房预案"，指导学生填写并妥善保管"查房记录"；

6. 教学查房完成后，相关人员认真填写本表内"反馈意见"栏，次日由教学秘书收齐并报送教研室存档。

表三 教学查房记录表

科室		查房时间			
指导教师		职称			
病人基本资料	姓名		性别		
	床位号/住院号		疾病名称		
参加人员					
讨论内容摘要	（包括汇报病历、指导病历、问诊及重点查体，讨论与提问，讲解与小结等）				
查房总结					
记录人					
主持人审核签名					

九、病案讨论规范

病案讨论是临床理论与实践相结合的重要环节，是培养医学生综合临床思维的重要途径。通过教师选择具有典型意义的病案，学生在教师的指导下根据所学基本理论、基本知识，查阅参考资料，通过思考、讨论、分析，得出符合客观实际的诊断与鉴别诊断，并提出正确的处理意见，达到培养学生自我学习、独立分析问题、解决临床实际问题的能力，具体规范如下：

（一）病案讨论目的

1. 充分调动学生自主学习的能动性，培养医学生的临床思维及独立思考能力，使学生学会运用所学知识分析问题、解决临床问题。

2. 锻炼学生的组织协调能力和表达能力，提高医学生综合素质。

3. 通过典型病案的准备和指导病案讨论，提升教师积累教学素材的意识，提高教师启发式、讨论式教学方法应用的水平。

（二）病案讨论要求

1. 病例的选择：实习病案讨论不同于学科疑难病案讨论，所选择的病案应是学科常见多发的典型病例，要求选择具有一定综合性、代表性及临床实际意义的病例作为讨论病案，可以是现收治的病例或既往的典型病例、死亡病例，也可是教师综合编写的教学病例。

2. 讨论时间和地点：病案讨论时间 100～120 分钟，学生病例资料汇报 10～20 分钟，学生讨论 60 分钟，教师点评总结 30～40 分钟，讨论地点在内科、外科、妇产科及儿科教研室的示教室。

3. 参加人员为指导教师、教学秘书及本教研室所属各科室全体实习生，根据情况邀请相关专家参与指导。

4. 指导教师原则上要求具有丰富临床经验的副主任医师及其以上职称教师担任（主治医师作为指导教师需经过教研室试讲方可进行），需提前 7 天将讨论病例资料发给学生，并要求学生讨论前熟悉病案资料，带着问题查阅文献和参考书。

5. 病案资料包含病人基本情况、病史资料、体检资料、实验室资料等，但不包含诊断、鉴别诊断、治疗方案等问题，结论性的手术所见、病理资料、检查结果等可不印发，留待指导教师点评时公布或学生讨论时提出进一步需要完善的资料与检查时公布，所印发的资料及讨论观点、结果仅供教学用，注意医疗保护制度。

6. 指导教师需提前做好病例选择及资料准备，拟定讨论计划，指定主要发言学生并指导其设计问题、查阅资料，在讨论中适时启发、引导，最后对学生存在的问题及讨论情况进行点评、介绍相关进展、给出学习参考书籍等。

7. 指导教师指定 3~4 位学生为讨论主要发言人，1 名讨论记录人，主发言学生进行初步分析，提出相关诊疗意见及需要进一步完善的检查，全体学生积极参与病因、诊断、鉴别诊断、并发症、治疗方案、预后等的讨论。

（三）实习病案讨论简要流程

教研室制订实习病案讨论计划（包括指导教师、参与学生、时间和地点）
（每一轮实习轮转前报临床教学管理部门）

↓

指导教师选择讨论病例、编辑整理讨论病案资料、拟定讨论计划

↓

教学秘书于讨论前 7 天向全体学生发放病案资料，并通知讨论事宜

↓

指导教师指定主要发言学生 3~4 人，并指导学生查阅资料

↓

主要发言学生汇报病例资料，分析并提出问题（10~20 分钟）

↓

全体学生就病因、诊断及鉴别、治疗、并发症等进行讨论（60 分钟）
（指导教师在学生讨论过程中适时启发、引导、提问）

↓

指导教师公布实际诊治结果、点评总结、介绍新进展（30~40 分钟）
（根据学生情况综合给出实习平时成绩，填写病案讨论记录）

表四　病案讨论记录表

科室		讨论时间	
主持人		职称	
讨论疾病名称			
参加人员			
讨论内容摘要			
讨论总结			
记录人			
主持人审核签名			

十、实习小讲课规范

临床实习小讲课是针对实习学生开展的以理论教学为主，紧密结合临床及学科专业特点，巩固基础理论，拓展基本知识，介绍学科新进展，开阔临床视野的重要临床学习活动，也是培养年轻医师教学能力的有效方法之一。

（一）基本要求

1. 小讲课的组织以实习病区为单位组织，每 1~2 周 1 次，每次 1 小时左右。由科室安排，由主治医师以上职称担任主讲老师（部分讲题可由高龄住院医师担任）。

2. 小讲课的准备

（1）教研室应根据教学和实习大纲要求确定讲课内容，并将其列入实习教学计划。

（2）讲课主持人应以培养医学生的临床思维，介绍临床实用知识或者学科新进展，以提高学生临床实践能力和扩展学生的知识面。

（3）对讲课的教学目标与内容、教学难点与重点进行整体设计，撰写教案和准备多媒体课件。

3. 小讲课的记录

记录内容包括：时间、地点、科室、参加人员、讲课内容摘要和小结、记录人、主讲人审核签名。

（二）讲课内容与方式

1. 实习小讲课不应简单重复理论课内容，应从临床实际工作的角度对理论知识进行综合归纳，以求融会贯通，特别要突出知识的横向联系。

2. 可应用 CBL 等教学方式，把相关疾病的知识串连起来，培养学生的临床思维能力，也可以本病区特有的业务内容作为讲课题目，以补充教材与理论课的不足。

3. 在小讲课中，教师应启发学生积极思考，鼓励提问，培养主动探索精神，提高教学效果。

（三）小讲课的评价与反馈

医院教学督导专家、教学管理人员、教研室同行评价并反馈。

表五　实习小讲课记录表

科室		讲课时间	
主讲人		职称	
讲课题目			
参加人员			
主要内容摘要			
讲课总结			
记录人			
主讲人审核签名			

十一、临床技能操作带教规范

临床技能带教是指教师针对实习大纲规定实习学生必须掌握的基本诊疗操作技术，对学生进行训练和指导的重要教学活动，是学生提高临床动手能力的最基本、最直接的途径。

（一）基本要求

1. 技能操作带教的组织以科室为单位组织，每2~3周1次，每次1小时左右。由科室安排，副主任医师以上或高年资主治医师职称的教师担任。

2. 技能操作带教的准备

（1）教研室应根据教学大纲及实习大纲要求，将实习期间必须掌握的基本诊疗操作列入实习教学计划。

（2）制订技能操作带教计划表，包含带教内容、时间及负责教师并事先公布，以便学生预习。

（3）教师在操作指导前，应结合临床经验，参照教材及有关资料，写好备课方案，准备好所需的器材。

（4）操作示范指导应结合临床工作，在为病人诊疗时进行，并事先向病人解释清楚，以免引起误会。在临床不许可的情况下积极应用模型进行示教培训。

3. 技能操作带教的记录内容包括：时间、地点、科室、参加人员、操作内容摘要和小结、记录人、带教老师审核签名。

（二）技能操作带教的程序和内容

1. 为病人诊疗过程中教学

（1）开始时，教师应首先阐明教学目的和方式，然后简要说明该项操作的指征和反指征，基本步骤，出示所需器材，介绍其性能和使用方法。

（2）取得患者及家属的知情同意。

（3）演示操作中，要结合各个步骤，辅以适当的讲解，提出本项操作的注意事项，可能的并发症及处理原则、操作前后所需的检测项目等。有条件时可结合录像等形式教学。

（4）根据不同操作的特点，可由学生互相练习或熟悉器材、练习手法，鼓励学生动手，教师进行纠正。在教学中教师应以身作则，以自身的医德医风影响学生，尽力减少病员痛苦，体现爱伤观念。

（5）操作结束后注意手消毒等无菌操作。

2. 采用模型教学

（1）带教教师将实习学生带到临床技能中心，事先准备好足够数量的模拟人。

（2）技能操作教学前，带教老师应确保模拟人能够正常使用，并进行操作的定位和定点。

（3）教师要严格按照诊疗操作规程，在学生操作前应示范一遍技能操作，并对实习学生进行指导，包括操作步骤、方法（手法）、效果及医患沟通情况等，要及时给予必要的纠正、补缺和应急处理，做到放手不放眼，确保医疗安全。

（4）操作结束后，应将模拟人整理好归位，做好操作用物处理，消毒手等。

（5）教师应对实习学生的无菌观念、爱伤意识、服务态度、沟通能力等方面加强培养，并以身作则，以严谨的工作作风和高尚的医德情操影响学生。

（三）技能操作带教的总结、评价与反馈

医院教学督导专家、教学管理人员、教研室同行评价并反馈。

表六 临床技能操作带教记录表

科室		培训时间	
带教老师		职称	
参加人员			
主要培训 内容摘要			
培训总结			
记录人			
带教教师 审核签名			

十二、实习学生座谈会规范

实习学生座谈会能及时掌握实习教学过程中出现的问题，全面地反映教研室教师的教学情况，为教学管理提供准确信息，激励教师努力提高教学质量，同时也给学生提供评价教师、提出意见，开通一个畅通的渠道。

（一）基本目的

为了了解学生在实习过程中的问题与建议，倾听实习生的心声，及时发现问题和解决问题，提高实习质量。

（二）组织形式

1. 实习学生座谈会的组织一般以实习年级及专业为单位，每月 1 次，每次 1 个课时左右，由教学管理部门安排。

2. 教研室、科室应根据各级学生轮转具体情况，在实习前、实习中、实习后根据教研室具体实习要求、实习计划安排必要时候召开学生座谈会。

3. 教学管理部门应根据学生实习安排情况必要时候召开学生座谈会，如考研期间的动员座谈会、节假日期间的安全教育座谈会、实习前的岗前教育班委座谈会等。

（三）基本要求

1. 实习生座谈会应做好记录，内容包括：时间、地点、参加人员、座谈会内容、记录人等。

2. 如果座谈学生人数过多，可利用"问卷星"的方式进行统一收集实习过程中的问题与建议。

3. 学生座谈会结束后，应根据学生提出的问题与建议，认真做好统计调查，遇到学生投诉与建议，应及时展开调查，公开调查结果，及时解决学生在实习过程中存在的问题，做好实习学生的后勤保障工作。

表七　实习学生座谈会记录表

时间		地点	
主持人			
参加人员			
主要内容摘要			
记录人			

十三、临床实习评价考核规范

临床实习是医学生教育的重要阶段，是实现理论联系实际的实践性教学环节，临床实习考核评价是衡量和评定实习质量和效果的具体依据，考核体系既要凸显出医学生的人文精神、创新精神、医德医风和职业素养，也要全面考查医学生的临床思维和临床技能。

（一）临床医学专业实习生临床实习成绩组成

出科理论考试（占比 40%）+出科技能考试（占比 60%）组成临床医学专业学生实习成绩。

（二）附属医院实践考核体系的组成

临床实习评价采用小出科考核与大出科实践考核相结合的评价方式，科学合理地评价教学，提高医学生实践能力。其中小出科考核占比 40%，大出科实践考核占比 60%。

1. 小出科评价体系

小出科评价（见表八）由实习各科室组织考核评价，总分 40 分，主要由以下四方面组成：

（1）实习表现：占比 15%，包括思想、态度、纪律、能力、临床能力；

（2）考勤情况：占比 5%，包括学生每日出勤及各类实践活动出勤情况；

（3）病历书写：占比 10%，根据《附属医院临床实习病历书写质量评价表》；

（4）实习记录：占比 10%，根据《学校毕业实习手册》打分；

2. 大出科实践考核体系

大出科实践考核主要由医院教学管理部门进行统一 OSCE 考核，总分 60 分。

（三）实习考核体系各项评分表（见表八~表四十九）

表八　附属医院实习生小出科综合评价表

一、实习表现（15分）			
项目	评分要求	分值	得分
思想品德政治表现	爱祖国、爱社会主义、遵纪守法、作风正派、有良好的医德医风	2	
	服从组织安排，不组织、煽动、参加非法集会；自觉参加实习医院、科室的政治学习和活动		
	实习过程中，关心、关怀、尊重病人，全心全意为病人服务，尊敬教师，团结友爱，互帮互学，自觉抵制各种不良倾向并勇于斗争		
学习态度	勤奋学习，对工作积极负责，虚心向医护人员学习	1	
	按时认真完成病历及各项医疗文件书写，主动做好实习生各项工作；按时参加病例讨论、教学查房、专题讲座等各种教学活动		
工作纪律	严格遵守医院及实习科室各项规章制度。坚持早巡房，晚坐班制度。不迟到早退，不无故缺课，不擅离岗位	2	
	服从领导，服从分配，严格遵守保护性医疗制度		
	不得向病人及家属索取礼物或接受馈赠		
	爱护公共财物，自觉参加宿舍及环境卫生清洁工作，保持个人床铺、衣冠整洁卫生		
临床能力	在实习过程中，努力学习，积极实践，在规定时间内按规范配合责任导师完成 Mini-CEX、DOPS 等临床能力评价，做到过程性提升	10	
合计		15	
二、实习考勤（5分）			
项目	评分要求	分值	得分
实习生考勤	学生每日上岗及各类实践活动等出勤情况：请事假1天扣1分，病假1天扣0.1分，迟到或早退5分钟以内1次扣0.5分，缺勤或累计缺勤1天扣5分，专题讲座、教学查房、病案讨论等活动无故缺席1次扣2分	5	
三、病例书写（10分）			
项目	评分要求	分值	得分
病历书写	根据《附属医院临床实习病历书写质量评价表》打分	10	
四、实习记录（10分）			
项目	评分要求	分值	得分
实习记录	实习病种、项目及次数（参照《学校毕业实习手册》）	10	
总分		40	

备注：该表为实习生小出科评价表，满分40分，分别由①实习表现；②实习考勤；③病历书写；④实习记录组成

表九　　　　　科实习生　　　　年　　　　月考勤情况汇总表

学生姓名	学校、年级、专业	实习日期	迟到	早退	病假（天）	事假（天）	缺勤（天）	是否需要补实习

备注：该表为《实习生每月考勤汇总表》，由各科室教学秘书根据《实习生考勤本》签到情况，具体评分标准是：请事假1天扣1分，病假1天扣0.1分，迟到或早退5分钟以内1次扣0.5分，缺勤或累计缺勤1天扣5分，专题讲座、教学查房、病案讨论等活动无故缺席1次扣2分

表十 附属医院临床医学本科实习学生请假申请表

姓名：	性别：	专业年级：	班级：	学号：

实习医院：	实习科室：

请假事由：

申请人签章： 年 月 日

请假时间： 年 月 日 —— 年 月 日，共计 天

学生联系电话		父母联系电话	

实习科室带教教师意见：

签章： 年 月 日

实习科室科主任（或教研室主任）意见：

签章： 年 月 日

实习医院教学管理部门意见：

签章： 年 月 日

学院学生管理部门意见：

签章： 年 月 日

教务处实践教学科意见：

签章： 年 月 日

销假记录：

签章： 年 月 日

事假和病假审批程序：

（1）请假 1 天，由带教教师签字同意后，报教研室（或科室）主任签字批准备案。

（2）请假 2~3 天，由带教教师签字同意，经教研室（或科室）主任签字批准后，报医院教学管理部门审批备案。

（3）请假 4~7 天，由带教教师和教研室（或科室）主任签字后，经医院教学管理部门、学生管理部门签署意见。

（4）请假 8~30 天，由带教教师和教研室（或科室）主任签字，经医院教学管理部门、学生管理部门签署意见，报教务处审批备案。

（5）请假累计 30 天以上按照学校学籍管理规定原则上办理休学。

表十一 附属医院临床医学本科实习生病历书写评价表

项目	基本要求	分值	得分	评价
1. 一般项目	病历一般项目齐全（姓名、性别等）	1		
2. 病史	（1）主诉：主要症状+部位+性质+时间，能与诊断相呼应，＜20字，症状原则上不可用诊断名 （2）现病史：应与主诉紧密结合，原则上按8项内容写能反映主要病症的发展过程，简要记录入院前的诊疗过程 ①既往史：（包括传染病史，手术外伤史，过敏史） ②系统回顾 ③个人史 ④月经婚育史 ⑤家庭史	2		
3. 体格检查	体格检查各项目（包括专科情况）应齐全，描述应准确、详尽；不遗漏重要体征与有鉴别意义的阴性体征	1.5		
4. 辅助检查	有诊断意义的辅助检查	0.5		
5. 病历摘要	重点突出、不遗漏重要内容	0.5		
6. 诊断	诊断用语要规范，诊断的主次排列恰当，诊断明确者应写出病因、解剖、病理、功能等全面诊断	1		
7. 诊断依据及鉴别诊断	（1）诊断依据 （2）鉴别诊断：结合病历详细分析 （3）层次分明，逻辑性强	1.8		
8. 诊疗计划	只需写原则	0.5		
9. 医师签名	签字清晰可辨	0.2		
10. 卷面	撰写整洁，语句通顺，标点符号基本正确，无错别字，自撰字，无涂改，无粘贴，无擦痕	1		
考核教师	总分	10		

备注：该表为实习生小出科评价中病历书写评分表，满分10分，实习生每轮转一个科室需要写一份病历，作为平时成绩一部分

表十二   附属医院临床医学本科实习生 Mini-CEX 评价表

实习科室：_____   日期：_____ 年_____ 月_____ 日

评价教师：①主任医师（教授）   ②副主任医师（副教授）

③主治医师（讲师）   ④高年资住院医师

学生姓名：_____   专业：_____   轮转科室：_____

病人诊断：_____

病情严重程度：轻（   ）   中（   ）   重（   ）

时间：_____ 年 _____ 月 _____ 日 _____ 时

考核地点：病房（   ）   门诊（   ）   急诊（   ）   其他（   ）

病人资料：年龄_____   性别_____   初诊（   ）   复诊（   ）

诊治重点：病史采集（   ）   诊断（   ）   治疗（   ）   健康教育（   ）

评分项目	不合适/未评价	考核结果								
		不符要求			符合要求			表现优秀		
		1	2	3	4	5	6	7	8	9
病史询问										
体格检查										
人文素养										
临床判断										
卫教咨询										
组织效能										
整体表现										

直接观察时间：_____ 分钟；反馈时间：_____ 分钟

教师对此次测评满意程度：

低 □1   □2   □3   □4   □5   □6   □7   □8   □9 高

学生对此次测评满意程度：

低 □1   □2   □3   □4   □5   □6   □7   □8   □9 高

教师评语：_____

_____

_____

教师签名：_____   学生签名：_____

要求：Mini-CEX 要求入科第 1 周组织 1 次，出科前 1 周组织 1 次，重在学生学习中的临床能力提升。该表引用自台湾中国医药大学陈伟德教授 Mini-CEX 中文翻译版。

表十三 附属医院临床医学本科实习生 DOPS 评价表

实习科室：_____ 日期：___ 年___ 月___ 日

评价教师：①主任医师（教授）　　②副主任医师（副教授）

　　　　　③主治医师（讲师）　　④高年资住院医师

学生姓名：_____ 专业：_____ 轮转科室：_____

考核技能操作名称：_____

技能操作难度：易（　）　　中（　）　　难（　）

执行同样技能操作的次数：0次（　）　1~4次（　）　5~9次（　）　10次以上（　）

时间：_____ 年_____ 月_____ 日_____ 时

考核地点：病房（　）技能培训室（　）门诊（　）急诊（　）其他（　）

病人资料：年龄_____ 性别_____

评分项目	不合适/未评价	考核结果								
		不符要求			符合要求			表现优秀		
		1	2	3	4	5	6	7	8	9
明确知道此项技能操作的适应证、禁忌证										
操作前告知患者并取得同意										
熟悉操作准备										
具有良好的无菌观念										
操作步骤正确、规范										
操作手法准确、熟练										
适当时机寻求协助										
操作后处理										
沟通技巧										
爱伤观念										
整体表现										

直接观察时间：_____ 分钟；反馈时间：_____ 分钟

教师对此次测评满意程度：

低 □1　□2　□3　□4　□5　□6　□7　□8　□9 高

学生对此次测评满意程度：

低 □1　□2　□3　□4　□5　□6　□7　□8　□9 高

教师评语：_____

_____

教师签名：_____ 学生签名：_____

要求：DOPS 至少组织 1 次，根据"教师测评满意程度"，对于评价"差"的学生需经过培训后择期再做一次 DOPS 评价。该表引用自台湾中国医药大学陈伟德教授 DOPS 翻译版。

表十四　附属医院临床医学本科实习生实习情况记录表

实习时间：　　年　月　日至　　年　月　日

次数 病种 \ 项目	病房	门诊	带教老师 签名	次数 病种 \ 项目	病房	门诊	带教老师 签名

注：实习情况登记（以"正"字计数）

表十五　附属医院临床医学本科实习生小出科成绩汇总表

年级、班级：_____　　　填报人：_____　　　教研室主任签字：_____

姓名	学号	考评项目及分数				
		实习表现	实习考勤	病例书写	实习记录	总分
		15分	5分	10分	10分	40分

备注：待实习生每一轮实习结束后，教研室秘书根据每位实习生小出科考试得分情况，汇总分数，填写表十五，并打印出来留在教研室存档

表十六 附属医院临床医学本科实习生病史采集考核评分表

一、内容：①循环系统、呼吸系统、消化系统；②泌尿、内分泌及血液系统，可选1~3个病种的常见多发病。

二、应掌握：①问诊技巧、内容以及病例分析能力；②明确主诉；③诊断正确、全面，诊断依据充分；④诊断名称、内容规范。

项 目	考核内容	分值	得分	评价
基本要求 （20分）	1. 仪表端庄	5		
	2. 衣帽整洁	5		
	3. 语言柔和、态度和蔼可亲	5		
	4. 与被检者的沟通交流良好	5		
问诊要求 （50分）	1. 一般项目	10		
	2. 主诉	10		
	3. 现病史	10		
	4. 既往史	5		
	5. 个人史	5		
	6. 婚姻史、月经生育史	5		
	7. 家族史	5		
辅助检查 （10分）	(能明确诊断的检查在回答问题时提供)：包括血、尿、便三大常规及不能确诊的其他化验。如脑脊液常规、X线、血生化、心电图等	10		
诊断 （20分）	1. 主要诊断	10		
	2. 次要诊断	5		
	3. 排序（包括诊断规范）	5		
合 计		100		

表十七　附属医院临床医学本科实习生生命体征测量评分表

项目		具体内容和评分细则	分值	得分
操作前准备（10分）		戴口罩帽子，协助患者采取坐位或仰卧位，正确暴露检查部位，站在患者右侧	2.5	
		用物准备：体温计、血压计、听诊器、弯盘、纱布、记录单、笔、有秒针的表	7.5	
人文关怀（10分）		亲切称呼病人，核对病人身份，表明自己身份；简要说明之后医疗操作的目的、必要性和简要步骤、所需时间；检查前表明自己手卫生状况（注重患者心理感受）；操作时注重保护病人隐私部位；注意为病人保暖；时刻关注病人感受，耐受性（患者表情等）；检查完毕后，整理患者衣物，告知检查结果并解释；离开前致谢	10	
流程及注意事项（70分）	意识判断（10分）	询问了解病人的身体状况，注意有无剧烈活动、进食、外伤等，判断患者意识	10	
	测体温（10分）	1. 再次核对病人，解开衣领，干纱布擦干对侧腋窝	2	
		2. 将体温计水银端放置腋窝深处，紧贴皮肤	2	
		3. 协助病人曲臂过胸	2	
		4. 告知需10分钟，以取得配合	2	
		5. 将病人近测手臂置舒适位置腕部伸展	2	
	测脉搏频率（10分）	6. 用食指、中指、无名指的指端按在病人桡动脉表面	2	
		7. 计数脉搏频次，不得少于30秒	6	
		8. 必要时双侧桡动脉触诊或者听诊器听心率	2	
	测呼吸频率（10分）	9. 计数患者呼吸频次，不得少于30秒	10	
	测血压（水银柱台式血压仪的使用）（24分）	10. 协助病人采取坐位或仰卧位	1	
		11. 保持血压计零点、肱动脉、心脏在同一水平	2	
		12. 驱尽袖带内空气	1	
		13. 平整缠于病人的上臂中部，松紧以能放入一指为宜，下缘距肘窝2~3cm	4	
		14. 打开水银槽开关	0.5	
		15. 带好听诊器，将听诊器胸件置于袖带外肱动脉搏动明显处，并固定	3	
		16. 向袖带内充气至动脉波动音消失，再使压力升高20~30mmHg，再以40mmHg/？下降的速度缓慢放气	4	

续表

项目		具体内容和评分细则	分值	得分
		17. 检查者体位合适，视线与水银柱平齐	2	
		18. 测量完毕解开袖带，驱尽袖带内空气，拧紧阀门，整理血压计袖带	2	
		19. 血压计盒盖右倾45°，使水银回流至槽内，关闭水银槽开关	3	
		20. 安置病人舒适体位，告知患者测量结果	0.5	
		21. 必要时再测量一次，取平均值（重复与否需口头汇报）	1	
	操作后处理（6分）	22. 看手表，取出体温计（约10分钟）	2	
		23. 读表、告知病人数值并安慰	1	
		24. 用纱布擦拭，甩至35℃以下，用含氯消毒剂浸泡消毒（可口述）	2	
		25. 洗手，记录结果（汇报结果）	1	
整体评估（10分）	操作的熟练程度；顺序；手法正确；结果正确，汇报完整		10	
总分			100	

表十八　附属医院临床医学本科实习生心脏体检考核评分表

项目	内容和评分细则	分值	得分
操作前准备（5分）	戴口罩帽子，准备用品；介绍将进行的检查，取得合作；协助患者采取坐位或仰卧位，正确暴露检查部位，站在患者右侧	5	
人文关怀（10分）	亲切称呼病人，核对病人身份，表明自己身份；简要说明之后医疗操作的目的、必要性和简要步骤、所需时间；检查前表明自己手卫生状况（注意患者心理感受）；操作时注重保护病人隐私部位；注意为病人保暖；时刻关注病人感受，耐受性（患者表情等）；检查完毕后，整理患者衣物，告知检查结果并解释；离开前致谢	10	
视诊（20分）	视诊的角度	5	
	心尖搏动：位置；范围；强度；有无负向心尖搏动	5	
	心前区隆起	2.5	
	心前区其他部位搏动	2.5	
触诊（20分）	口述各个瓣膜区的名称；触诊顺序：二尖瓣区→肺动脉瓣区→主动脉瓣区→主动脉第二听诊区→三尖瓣区	5	
	心尖搏动：用单一食指指腹触诊；位置；范围；强度	5	
	震颤：用手掌或手掌尺侧小鱼际平贴各瓣膜区；部位；时相；临床意义	5	
	心包摩擦感：用手掌或手掌尺侧小鱼际平贴；心前区胸骨左缘3、4肋间；描述最佳触诊条件（前倾位、收缩期、呼气末、屏住呼吸）	5	
叩诊（20分）	手法：左手中指为叩诊板，指平置于心前区拟叩诊的部位；仅左手中指远端第一指节与皮肤接触；平卧时，扳指与其肋间平行（坐位时，扳指与其肋间垂直）；右手中指借右腕关节活动均匀轻叩扳指	5	
	顺序：先叩心左界，后叩心右界；由下而上；由外向内	2.5	
	左界：左侧在心尖搏动外2～3cm处开始叩诊；以听到叩诊音由清变浊确定浊音界；逐个肋间向上，直至第二肋间	5	
	右界：先于锁骨中线上叩出肝上界；然后于其上一肋间由外向内；逐一肋间向上叩诊，直至第2肋间	5	
	标记和判断：叩出心脏相对浊音界，并在胸廓体表做出标记；用硬尺测量前正中线至各标记点的垂直距离；再测量左锁骨中线至前中线的距离；记录并报告心界是否扩大	2.5	

续表

项目	内容和评分细则	分值	得分
听诊 （20分）	顺序：从心尖区（二尖瓣区）开始→肺动脉瓣区→主动脉瓣区→主动脉第二听诊区→三尖瓣区	5	
	心率（数30秒）	3	
	判断心率（齐/不齐）	2	
	判断心音（正常/异常）	2	
	心脏杂音（有/无）	2	
	有心脏杂音：部位；时期；性质；强度；传导方向	2	
	额外心音	2	
	心包摩擦音	2	
整体 评估 （5分）	操作的熟练程度；顺序；手法正确；结果正确，汇报完整	5	
总分100分			

表十九　附属医院临床医学本科实习生肺部体检考核评分表

项目	内容和评分细则	分值	得分
操作前准备（5分）	戴口罩帽子，准备用品；介绍将进行的检查，取得合作；协助患者采取坐位或仰卧位，正确暴露检查部位，站在患者右侧	5	
人文关怀（10分）	亲切称呼病人，核对病人身份，表明自己身份；简要说明之后医疗操作的目的、必要性和简要步骤、所需时间；检查前表明自己手卫生状况（注重患者心理感受）；操作时注重保护病人隐私部位；注意为病人保暖；时刻关注病人感受，耐受性（患者表情等）；检查完毕后，整理患者衣物，告知检查结果并解释；离开前致谢	10	
视诊（12分）	准备：充分暴露；光线柔和，切线位观察	2	
	外形：是否对称平坦、膨隆、凹陷、舟状腹；正确测量腹围	2	
	呼吸运动：呼吸自如；胸式呼吸或腹式呼吸为主	2	
	腹壁静脉：无曲张；腹壁静脉曲张时观察血流方向	2	
	胃肠型及蠕动波：有无胃肠型及蠕动波	2	
	腹部皮肤：是否有皮疹、色素、腹纹、瘢痕、疝、脐部、体毛及上腹部搏动	2	
听诊（6分）	肠鸣音：脐部或右下腹部；听诊实际1分钟；报告；正常4~5次/min	2	
	血管杂音：腹主动脉；肾动脉；髂动脉；股动脉；静脉性杂音	2	
	摩擦音：肝区、脾区有无摩擦音	2	
触诊（42分）	体位：患者取仰卧位，双腿屈起稍分开	3	
	准备：嘱患者作缓慢腹式呼吸；医生的手必须温暖	3	
	顺序：由浅入深，由下至上；由不痛到痛的部位	3	
	腹壁紧张度：浅部触诊法；报告腹壁是否柔暖	3	
	压痛及反跳痛：手法；询问患者是否疼痛加重；报告有无压痛及反跳痛	3	
	腹部肿块：深部滑行触诊；判断有无肿块；有肿块需描述大小、部位等	3	
	肝：手法正确	3	
	脾：手法正确	3	
	胆囊：手法正确	3	
	肾脏：手法正确	3	
	膀胱：手法正确	3	

续表

项目	内容和评分细则	分值	得分
	胰腺：手法正确	3	
	液波震颤：手法正确	3	
	振水音：手法正确	3	
叩诊 （20分）	手法：手法正确	3	
	腹部叩诊音：鼓音；普遍叩诊	3	
	肝浊音界及肝区叩痛：手法正确	3	
	胃泡区：手法正确	2	
	脾浊音区：手法正确	2	
	移动性浊音：手法正确	2	
	充盈膀胱叩诊：手法正确	2	
	肋脊角叩诊：手法正确	2	
整体 评估 （5分）	操作的熟练程度；顺序；手法正确；结果正确，汇报完整	5	
总分		100	

表二十 附属医院临床医学本科实习生腹部体检考核评分表

项目	内容和评分细则		分值	得分
操作前准备（5分）	戴口罩帽子，准备用品；介绍将进行的检查，取得合作；协助患者采取坐位或仰卧位，正确暴露检查部位，站在患者右侧		5	
人文关怀（10分）	亲切称呼病人，核对病人身份，表明自己身份；简要说明之后医疗操作的目的、必要性和简要步骤、所需时间；检查前表明自己手卫生状况（注重患者心理感受）；操作时注重保护病人隐私部位；注意为病人保暖；时刻关注病人感受，耐受性（患者表情等）；检查完毕后，整理患者衣物，告知检查结果并解释；离开前致谢		10	
视诊（5分）	呼吸运动；呼吸频率：观察最少30秒；呼吸节律；腹式或胸式呼吸为主		5	
触诊（31分）	胸廓扩张度	前胸：部位：胸廓下面的前侧部；左右拇指分别沿两侧肋缘指向剑突，拇指尖在前正中线两侧对称部位，两手掌和伸展的手指置于前侧胸壁，嘱被检查者做深呼吸	5	
		后胸：部位：背部约于第10肋骨水平；拇指与中线平行，并将两侧皮肤向中线轻推，两手掌和伸展的手指置于后胸；嘱被检查者做深呼吸	5	
	语音震颤	部位：前胸：上、中、下野；后胸：肩胛间区（上、下），肩胛下区（内、外）	5	
		顺序：自下而上，左右对比	4	
		手法：将左右手掌的尺侧缘轻放于被检查者两侧胸壁的对称部位；嘱被检查者用同等强度重复轻发"yi"长音；观察比较两手感触到语音震颤的异同、增强或减弱	4	
	胸膜摩擦感	部位：胸廓的前下侧部	4	
		手法：将左右手掌的尺侧缘轻放于被检查者两侧胸壁的对称部位；嘱患者深呼吸感受有无胸膜摩擦感	4	
叩诊（20分）	对比叩诊	部位：前胸；后胸；侧胸	4	
		顺序：自下而上，左右对比	4	
		手法：以左中指的第一、二节作为叩诊扳指，平紧贴于叩击部位表面；右手中指以右腕关节和指掌关节活动叩击左手中指第二指骨的前端或第一、二之间的指关节；叩指不得随扳指一起移动	4	
		肺下界：双侧锁骨中线；双侧腋中线；双侧肩胛线	4	
		肺下界移动度	4	

续表

项目		内容和评分细则	分值	得分
听诊 （24分）	听诊 呼吸音	部位：锁骨中线→腋前线→腋中线→腋后线→肩胛间区→肩胛下区	4	
		顺序：自上而下，左右对比	4	
		内容：呼吸音、异常呼吸音、啰音、胸膜摩擦音	4	
	语音 共振	部位：前胸：上、中、下野；后胸：肩胛间区（上、下），肩胛下区（内、外）	4	
		顺序：自上至下，从内到外，左右对比	4	
		手法：将听件轻放于被检查者两侧胸壁的对称部位；嘱被检查者用同等强度重复轻发"yi"长音；观察比较两侧语音共振的异同、增强或减弱	4	
整体 评估 （5分）		操作的熟练程度；顺序；手法正确；结果正确，汇报完整	5	
总分			100	

表二十一　附属医院临床医学本科实习生骨髓穿刺术考核评分表

项目	内容和评分细则	分值	得分
目的 （4分）	1.各种良性或恶性血液病的诊断	1	
	2.骨髓转移肿瘤等	1	
	3.寄生虫病检查，如找疟原虫、黑热病病原体等	1	
	4.骨髓液的细菌培养	1	
术前评估 （6分）	5.病人的心理状况、合作程度、有无禁忌证等	3	
	6.向病人解释穿刺的目的、过程、配合方法等医患沟通	3	
准备工作 （9分）	7.洗手、戴口罩、帽子、查对病人	3	
	8.关闭门窗，必要时遮挡病人，注意给患者保暖和患者隐私等人文关怀	3	
	9.器械准备：骨髓穿刺包（有效查对时间），手套，治疗盘（碘酒、乙醇、棉签、胶布、局部麻醉药2%利多卡因等），需作细菌培养者准备培养基	3	
操作流程 （61分）	10.病人体位正确	6	
	11.测量生命征，检查穿刺部位，穿刺部位选择正确	6	
	12.消毒穿刺区皮肤；解开穿刺包；戴无菌手套，检查穿刺包内器械；铺无菌孔巾	6	
	13.在穿刺点用2%利多卡因作皮肤、皮下、骨膜多点麻醉	6	
	14.将骨髓穿刺针的固定器固定在离针尖1～1.5cm处，用左手的拇指和示指将皮肤拉紧并固定，以右手持针向骨面垂直刺入至骨质后，将穿刺针左右转动，缓缓钻入骨质。当感到阻力减少且穿刺针已固定在骨内直立不倒时为止	15	
	15.拔出针心，接上无菌干燥的10mL或20mL注射器，适当用力，吸取0.2mL左右骨髓液，若抽不出骨髓液，放回针心，调整骨穿针位置，再次抽吸。如作骨髓液细菌培养则可抽吸1.5mL，放回针心	8	
	16.取得骨髓液后，将注射器及穿刺针迅速拔出。在穿刺位置盖以消毒纱布，按压1～2分钟后胶布固定。迅速将取出的骨髓液滴于载玻片上作涂片，均匀推片6～8张。如作细菌培养，则将骨髓液注入培养基中	6	
	17.同时送检外周血涂片	5	
术后评估 （6分）	18.操作达到预期的诊疗目的，病人安全，交代术后注意事项	3	
	19.观察生命体征	3	

续表

项目	内容和评分细则	分值	得分
人文关怀 （10分）	20.注重保护病人隐私部位；检查中注重为病人保暖；关注病人主观感受，操作过程有爱伤意识	5	
	21.检查完毕后，整理患者衣物，告知检查结果并解释，注意人文关怀并致谢	5	
问答 （4分）	22.判断骨髓取材良好的指标是什么？	1	
	23.骨髓穿刺有哪些部位？	1	
	24.骨髓取材作细胞学检查，抽吸骨髓液多少量为恰当？	1	
	25.骨髓穿刺的禁忌证？	1	
总分：100分　　注：如果严重违反无菌原则，在总分基础上扣除10分		100	

表二十二 附属医院临床医学本科实习生腹腔穿刺术考核评分表

项目	内容和评分细则	分值	得分
目的 （3分）	1. 诊断	1	
	2. 缓解症状	1	
	3. 治疗	1	
术前评估 （6分）	4. 病人的心理状况、合作程度、有无禁忌证等	3	
	5. 向病人解释穿刺的目的、过程、配合方法等医患沟通	3	
操作准备 （34分）	6. 向患者及家属说明目的意义；签署知情同意书	3	
	7. 核对患者床号、姓名、性别、年龄；嘱患者排尿	4	
	8. 了解病情：包括病史、实验室检查（凝血功能、血小板等）	4	
	9. 体位准备：取仰卧位或半卧位，注意给患者保暖，注意患者隐私	5	
	10. 穿刺点选择 （1）左下腹脐与髂前上棘连线中、外 1/3 交点 （2）脐与耻骨联合连线中点上方 1.0cm，偏左或偏右 1.5cm （3）侧卧位，在脐水平线与腋前线或腋中线之延长线相交处 （4）少量积液，有包裹性分隔时，须在 B 超指导下定位（可用龙胆紫在皮肤上标记穿刺点）	10	
	11. 腹穿包、无菌手套、备用 0.9% 氯化钠溶液 1 瓶	5	
	12. 7.3%碘酒、75%乙醇、棉签、胶布、标本瓶、腹水容器、2%利多卡因，5mL 和 50mL 注射器	5	
操作流程 （35分）	13. 洗手，戴口罩、帽子、无菌手套	5	
	14. 开包、检查用物，用物齐全	5	
	15. 常规消毒局部皮肤，铺巾，局部麻醉	5	
	16. 术者左手固定穿刺部位皮肤，右手持针，经麻醉处垂直刺入腹壁，针尖抵抗感突然消失时，示已进入腹腔，接上注射器抽取腹水。诊断性穿刺时抽取规定量的腹水置于标本瓶内送检；放腹水时把穿刺针管连接于引流袋，调节腹水流出的速度，每次放腹水 3000 ~ 6000mL。腹水流出时逐步收紧腹部多头绷带，并观察患者病情变化	15	
	17. 抽液毕拔针，针眼涂上 3%碘酒并盖纱布，胶布固定。如遇穿刺孔继续有腹水渗漏时，可用蝶形胶布或涂上火棉胶封闭；并用多头绷带将腹部包扎	5	
术后评估 （6分）	18. 术后严密观察并做好记录；整理用物，填写检验单并送检	3	
	19. 交代术后注意事项	3	

续表

项目	内容和评分细则	分值	得分
人文关怀（10分）	20.注重保护病人隐私部位；检查中注重为病人保暖；关注病人主观感受，操作过程有爱伤意识	5	
	21.检查完毕后，整理患者衣物，告知检查结果并解释，注意人文关怀并致谢	5	
问题（4分）	22.禁忌证有哪些？	1	
	23.并发证有哪些？	1	
	24.穿刺点的选择	1	
	25.大量放腹水的注意事项	1	
总分：20分　　注：如果严重违反无菌原则，在总分基础上扣除10分		20分	

表二十三　附属医院临床医学本科实习生胸腔穿刺术考核评分表

项目	内容和评分细则	分值	得分
目的 （3分）	1. 诊断	1	
	2. 缓解症状	1	
	3. 治疗	1	
术前评估 （6分）	4. 病人的心理状况、合作程度、有无禁忌证等	3	
	5. 向病人解释穿刺的目的、过程、配合方法等医患沟通	3	
准备工作 （30分）	6. 向患者及家属说明目的意义；签署知情同意书	3	
	7. 核对患者床号、姓名、性别、年龄；嘱患者排尿，做好准备	3	
	8. 了解病情及病变部位（凝血功能、血常规、肝肾功能、胸部影像资料、胸部体检等）	3	
	9. 体位准备：取反椅坐位或半卧位，注意患者保暖和患者隐私	3	
	10. 穿刺点选择：抽气选第二肋间，锁骨中线处，积液取肩胛下角线 7～9 肋间，腋中线第 6～7 肋间，或 B 超定位点（可用记号笔在穿刺点皮肤上作标记）	6	
	11. 胸穿包或中心静脉穿刺包、无菌手套、备用 0.9%氯化钠溶液 1 瓶	6	
	12. 7.3%碘酒、75%乙醇或碘附、棉签、胶布、标本瓶、胸水容器，如需胸腔内给药，应准备好所需药品	3	
	13. 8.2%利多卡因，5mL 和 50mL 注射器，0.1% 肾上腺素 1 支	3	
操作流程 （41分）	14. 洗手，戴口罩、帽子、无菌手套	3	
	15. 开包、检查用物，用物齐全	3	
	16. 消毒局部皮肤，戴手套、铺巾、局部麻醉：用 2%利多卡因在下一肋骨上缘的穿刺点自皮肤向胸膜壁层进行局部浸润麻醉，注药前注意回抽，观察有无气体、血液、胸水，方可推注麻醉药	10	
	17. 术者左手固定穿刺部位皮肤，右手持针经麻醉处之肋骨上缘垂直缓慢刺入，当针头抵抗感突然消失时，表示已达胸腔，接上 50mL 针筒，松开血管钳抽取胸腔内积液（如多次抽取，应于脱下针筒前将血管钳夹住以防空气进入胸腔）。穿刺过程中注意与患者交流，出现胸膜反应时能及时发现	15	
	18. 助手协助固定针头	5	
	19. 抽液（第一次抽液量不超过 600mL，以后每次不超 1000mL）并拔针，针眼处用纱布覆盖，稍用力压迫片刻，胶布固定	5	

续表

项目	内容和评分细则	分值	得分
术后评估 （6分）	20. 整理用物，填写检验单并送检	3	
	21. 术后严密观察，并做好记录	3	
人文关怀 （10分）	22. 注重保护病人隐私部位；检查中注重为病人保暖；关注病人主观感受，操作过程有爱伤意识	5	
	23. 检查完毕后，整理患者衣物，告知检查结果并解释，注意人文关怀并致谢	5	
问答 （4分）	24. 胸穿穿刺点的选择	1	
	25. 放液量的多少	1	
	26. 胸膜反应是什么？如何处理？	1	
	27. 禁忌证有哪些？	1	
总分：100分　　注：如果严重违反无菌原则，在总分基础上扣除10分		100	

表二十四　附属医院临床医学本科实习生无菌技术考核评分表

项目	具体内容与评分原则	满分	得分
准备 （5分）	衣帽整齐，戴口罩做到"五不露"；无菌手术衣、无菌手套、无菌持物钳用物摆放有序；检查消毒指示卡	5	
洗手 （30分）	先用肥皂和水把手和上臂清洗一遍（七步洗手法）；不少于15秒；冲洗时应始终保持手朝上肘朝下的姿势；持物钳取无菌小方巾擦干	5	
	用持物钳夹络合碘的纱布涂刷手；看表以确定刷手时间；口述刷手三分钟	5	
	刷手采取由远及近，交替上升，沿一个方向顺序刷洗的原则；特别注意甲缘、甲沟、指蹼、大拇指内侧、手掌纹、前臂尺侧及皮肤皱褶等处的重点刷洗	5	
	再次用手拿取络合碘纱布；看表以确定刷手时间；口述刷手三分钟	5	
	刷手采取由远及近，交替上升，沿一个方向顺序刷洗的原则；特别注意甲缘、甲沟、指蹼、大拇指内侧、手掌纹、前臂尺侧及皮肤皱褶等处的重点刷洗	5	
	用手取无菌小方巾擦干；小方巾使用正确；呈拱手姿势等待	5	
穿手术衣 （10分）	拿起折叠好的手术衣，双手提起衣领的两角，抖开手术衣；将手术衣轻轻抛起，双手同时伸入袖内	5	
	两臂向前平举；微微弯腰；双手在前面交叉将腰带提起向后递给老师	5	
戴手套 （15分）	用手自手套袋内捏住两只手套上向外翻折部，对好两只手套；右手插入右手套，不接触手套外面	5	
	用戴好手套的右手插入左手手套向内翻折部；左手插入手套内，将手套翻折部翻回手术衣袖口	5	
	整个过程双手未接触手套外侧面	5	
脱手术衣、手套 （15分）	由助手协助解开背部系带，抓住胸前衣领，顺势脱下	5	
	一手捏住另一手套口外面，翻转脱下；将脱下手套的手插入另一手套内将其翻转脱下	5	
	整个过程中，手未接触手套外侧面	5	
消毒及铺巾 （25分）	消毒钳持拿	5	
	消毒顺序和范围	5	
	脱碘	5	
	铺巾	5	
	消毒及铺巾过程中的无菌概念	5	
总分		100	

表二十五　附属医院临床医学本科实习生切开缝合考核评分表

项目	具体内容与评分原则	满分	得分
准备（5分）	穿工作衣、戴口罩、帽子，戴手套；手术刀、剪、有齿镊、无齿镊、持针钳	5	
切开（50分）	持刀姿势正确	5	
	切开前再次消毒一次	2.5	
	用齿镊检查切口麻醉情况；通知麻醉师切开时间（非局麻情况）	2.5	
	盐水垫置于切口两侧，术者与一助固定皮肤；刀刃与皮肤垂直	5	
	垂直下刀	5	
	水平走刀	5	
	垂直出刀	5	
	一次切开皮肤、皮下组织（电刀除外）	5	
	用力不应过猛；无多次切割和斜切	5	
	切开皮肤后，应换另一刀片再切深部组织，内外长短要一致	5	
	其他：遵循无菌原则；左右手配合默契	5	
缝合（35分）	穿针：持针器夹针后 1/3 处；穿针时针尖朝外；持针器夹好针后再穿线；穿针后留短线（长短合适）	5	
	缝针选择：三角针或者圆针	5	
	缝线选择：1 号线或者 7 号线	5	
	缝合方式：单纯间断缝合；间断垂直褥式外翻缝合；间断减张缝合；间断垂直褥式内翻缝合；单纯间断缝合	10	
	打结：方结或三重结；结扎牢靠	5	
	边距、针距和线头长度	5	
人文关怀（10分）	操作过程中要体现出人文关怀	10	
总分		100	

如果严重违反无菌原则（以下任意一项或多项），在总分基础上扣除 10 分。
□操作前未消毒 □操作前未戴手套 □操作前未铺巾 □操作中无菌用物污染后直接使用

表二十六　附属医院临床医学本科实习生拆线换药考核评分表

项目	具体内容与评分原则	满分	得分
准备 （10分）	穿工作服，戴口罩、帽子，洗手；核对患者的床号、姓名	2.5	
	告知患者操作的目的，操作过程及可能出现的情况，取得配合	2.5	
	评估环境，注意保暖，保护患者隐私	2.5	
	物品准备；协助患者摆好体位	2.5	
拆线 换药 （60分）	取换药包，检查有效期	5	
	打开换药包，将此次操作需要的物品放入包中	5	
	暴露患者换药部位，用手沿切口方向揭开外层敷料，将污敷料内面向上，放在弯盘内，再次洗手	5	
	用镊子或血管钳轻轻揭去内层敷料，如分泌物干结黏着，可用0.9%氯化钠溶液润湿后揭下	5	
	观察伤口愈合情况及有无感染现象	5	
	一只镊子或血管钳直接用于接触伤口，另一镊子或血管钳专用于传递换药碗中物品	5	
	用蘸有消毒液的棉球自内向外消毒伤口及周围皮肤两次，范围稍大于纱布敷料覆盖的范围	5	
	用镊子夹起线头轻轻提起，把埋在皮内的线段拉出针眼之外1~2mm，将剪尖插进线结下空隙，紧贴针眼，在由皮内拉出的部分将线剪断	5	
	将皮外缝线向切口的缝线剪断侧拉出，避免向对侧硬拉	5	
	用消毒液再擦拭一次，覆盖敷料，胶布固定（长短适宜，方向、位置适当）	5	
	整理患者衣物和床单；整理用物，垃圾分类处理，洗手	5	
	向患者及家属交代拆线换药后注意事项，保持伤口干燥清洁，不要剧烈运动	5	
人文 关怀 （10分）	仪表端庄、与患者及家属的沟通交流良好，态度和蔼可亲，明确告知需要缓和配合的地方，并取得患者和（或）家属的同意；操作中关注患者感受，注意保护患者隐私、保暖；操作后询问观察患者反应，告知患者操作结束后注意事项	10	
无菌原则 （20分）	严格无菌操作，每次违反扣1分	20	
总分		100	

表二十七　附属医院临床医学本科实习生妇科检查考核评分表

项目	具体内容与评分原则	满分	得分
准备（10分）	核对患者姓名、床号、病史（注意是否有性生活史）	2	
	操作前与患者的沟通交流良好，向患者交代妇科检查的目的及注意事项，明确告知需要缓和配合的地方，并取得患者和（或）家属的同意	3	
	环境评估，注意患者隐私保暖。男性检查者操作时需有女性医务人员在场	3	
	交待患者排空膀胱；准备检查用物；检查床垫、一次性垫单；体位选择：膀胱截石位	2	
外阴检查（10分）	观察外阴部的发育，有无畸形；阴毛多少与分布；有无水肿、皮炎、溃疡、赘生物；皮肤和黏膜色泽变化；了解有无会阴陈旧裂伤、子宫脱垂或膀胱直肠膨出等；左手戴手套或用棉签分开大、小阴唇，暴露阴道前庭；观察尿道口、阴道口及前庭大腺情况	10	
阴道窥器检查（15分）	正确放置窥阴器，暴露宫颈与阴道壁及穹窿部	3	
	观察阴道壁黏膜颜色、皱襞多少；有无红肿、畸形、赘生物；观察阴道分泌物的量、性质、颜色、有无异味等；分泌物异常者应取样送检（阴道内1/3）	3	
	观察宫颈大小；颜色；外口形状	3	
	观察宫颈有无糜烂样改变；有无腺体囊肿；有无息肉或肿瘤；有无接触性出血	3	
	同时可采集宫颈外口鳞—柱交接脱落内口或宫颈分泌物标本；最后取出窥阴器	3	
双合诊（34分）	外阴：检查者一手戴无菌手套，触摸外阴有无异常	4	
	阴道：以食、中二指沾润滑剂后放入阴道内；触摸阴道的弹性；了解阴道通畅度；阴道有无畸形；有无肿物；后穹窿结节及饱满感及触痛	4	
	宫颈：触摸宫颈，了解宫颈的大小；软硬度；活动度；有无举痛或摇摆痛；有无肿物；有无接触性出血	6	
	宫体：检查者一手的食指和中指沿阴道后壁进入阴道，移至子宫颈的后方，将子宫颈向上抬举，另一只手在下腹部配合检查，从脐平面开始渐往下触摸检查子宫的位置；大小；形状；软硬度；活动度；有无压痛	10	
	附件：阴道内手指移向左右侧穹窿，另一只手移至同侧下腹部，从髂棘水平沿腹股沟方向触摸，检查同侧附件区有无增厚；有无压痛；有无肿块；如附件区扪及肿块，应进一步查清肿块的大小、形状、软硬度、活动度、有无压痛，以及与子宫的关系；同法检查对侧	10	
三合诊（12分）	以一手示指伸入阴道、中指伸入直肠，另一手置于下腹部协同触诊；查清后倾或后屈子宫的大小；了解子宫后壁情况	6	
	了解主韧带、子宫骶韧带、子宫直肠窝、阴道直肠隔、盆腔内侧壁及直肠等情况，注意有无增厚、压痛及肿瘤	6	

续表

项目	具体内容与评分原则	满分	得分
检查结果（3分）	按解剖部位先后顺序记录检查结果	3	
无菌观念（6分）	阴道流血患者需消毒外阴后检查	6	
人文关怀（10分）	仪表端庄、与患者及家属的沟通交流良好，态度和蔼可亲，明确告知需要缓和配合的地方，并取得患者和（或）家属的同意；操作中关注患者感受，注意保护患者隐私、保暖；操作后询问观察患者反应，告知患者操作结束后注意事项	10	
总分		100	

表二十八　附属医院临床医学本科实习生产科检查考核评分表

项目	具体内容与评分原则	满分	得分
准备 （10分）	医师自身准备：穿好工作服，戴口罩、帽子、洗手；注意保护患者隐私；男医师检查要求女性医务人员陪同；自我介绍，核对孕妇和人信息；向患者交代检查目的及注意事项，明确告知注意事项	3	
	检查物品准备：皮尺、一次性垫单、胎心听筒（或胎心多普勒）	3	
	患者准备：孕妇排空膀胱；仰卧于检查床上，头部稍垫高，暴露腹部，双腿屈曲略分开	4	
操作 过程 （80分）	检查者站在孕妇右侧，面朝孕妇头侧，进行检查（若为左利手，可站在孕妇左侧）	4	
	视诊：观察腹型及大小，有无妊娠纹、手术瘢痕及水肿等	5	
	宫高：用手触及宫底高度，软尺测量耻骨联合上缘中点至宫底的距离	5	
	腹围：用软尺经脐绕腹部测量腹围	5	
	四步触诊第一步：两手置于子宫底部，了解子宫外形并确定宫底高度，估计胎儿大小与妊娠周数是否相符	6	
	以两手指腹相对轻推，判断宫底部的胎儿部分，区分并说出胎头和胎臀的区别	6	
	四步触诊第二步：检查者左右手分别置于孕妇腹部左右侧，一手固定，另一只手轻轻深按，两手交替	6	
	仔细辨认胎背及胎儿四肢，确定胎背位置并说出胎背与胎儿四肢的区分	6	
	四步触诊第三步：检查者右手拇指与其余4指分开，置于耻骨联合上方握住胎先露部，进一步明确先露是胎头或胎臀	6	
	左右推动胎先露部，判断先露是否衔接	7	
	四步触诊第四步：检查者面向孕妇足端，双手分别置于胎先露部的两侧，向骨盆入口方向深按	7	
	再次核对胎先露部的判断是否正确	4	
	并确定胎先露部入盆的程度（是否衔接）	3	
	根据四步触诊的结果判断胎产式、胎位、胎先露及是否衔接	4	
	使用胎心听筒在胎背上方的孕妇腹壁上听诊胎心1分钟，并说出正常胎心范围	6	
熟练 程度 （5分）	全程操作规范、有序、熟练手法娴熟，操作麻利	5	
人文 关怀 （5分）	仪表端庄，与患者及家属的沟通交流良好，态度和蔼可亲，明确告知需要缓和配合的地方，并取得患者和（或）家属的同意；操作中关注患者感受，注意保护患者隐私、保暖；操作后询问观察患者反应，告知患者操作结束后注意事项	5	
总分		100	

表二十九　附属医院临床医学本科实习生小儿体格检查考核评分表

项目	考核内容	分值	得分	备注
一、生命体征及一般状况（6分）	1.项目完整：生命体征、全身状况、皮肤黏膜、浅表淋巴结	3		
	2.手法规范、结果准确	3		
二、头、颈部（9分）	1.手法规范	3		
	2.项目完整	3		
	3.顺序合理、结果准确	3		
三、胸壁、胸廓、乳房（10分）	1.手法规范	5		
	2.项目完整	5		
四、肺和胸膜（前、侧胸及背部）（15分）	1.手法规范	5		
	2.项目完整（视、触、叩、听）	5		
	3.顺序合理、结果准确	5		
五、心血管（15分）	1.手法规范	5		
	2.项目完整（视、触、叩、听）	5		
	3.顺序合理、结果准确	5		
六、腹部（15分）	1.手法规范	5		
	2.项目完整（视、听、触、叩）	5		
		5		
七、肛门直肠生殖器（非病情必须可不检）（2分）		2		
八、脊柱四肢（9分）	1.手法规范	3		
	2.项目完整	3		
	3.顺序合理、结果准确	3		
九、神经反射（9分）	1.手法规范	3		
	2.项目完整：浅、深反射，病理反射及脑膜刺激征	3		
		3		
十、体检工具齐备，并合理运用：血压表、听诊器、压舌板、电筒、		2		
叩诊锤、尺子（皮尺、直尺）、大头针等（2分）		3		
十一、体检顺序合理（3分）		5		
十二、人文关怀：仪表端庄，与患儿及家长的沟通交流良好，态度和蔼可亲，明确告知需要缓和配合的地方，并取得患儿和（或）家长的同意；操作中关注患儿感受，注意保护患儿隐私、保暖；操作后询问观察患儿反应，告知患儿操作结束后注意事项（5分）		100		

考核要点：完整性、手法、顺序、熟练程度、重点检查有无遗漏、人文关怀、总体印象

表三十　附属医院临床医学本科实习生脑神经与感觉系统检查评分表

项目	具体内容和评分细则	满分	得分
操作前准备 （4分）	着装整洁、戴口罩	1	
	跟患者沟通：介绍自己即将要进行的检查，取得合作	1	
	患者体位：协助患者取仰卧位	1	
	检查者位置：站在患者右侧	1	
嗅神经 （5分）	注意有无嗅觉减退和丧失、嗅觉过敏以及幻嗅	3	
	双侧比较	2	
视神经 （6分）	视力：注意有无远近视力障碍	2	
	视野：有无视野缺陷及其缺陷类型	2	
	眼底：有无视乳头水肿，视神经有无改变	2	
动眼、滑车、 展神经 （10分）	眼裂：是否双侧对称，有无上睑下垂	2	
	眼球运动	2	
	瞳孔及对光反射	2	
	集合反射	2	
	注意有无复视和眼球震颤	2	
三叉神经 （8分）	面部感觉	2	
	角膜反射	2	
	运动功能	2	
	下颌反射	2	
面神经 （8分）	面部肌肉运动：分别检查颞支、颧支、颊支、下颌缘支、颈支	5	
	舌前2/3味觉	3	
位听神经 （6分）	听力：双侧对比	3	
	前庭功能	3	
舌咽、迷走 神经 （6分）	运动：有无发音嘶哑、呛咳、吞咽困难	2	
	咽反射：双侧对比	2	
	咽后壁感觉	2	
副神经 （3分）	耸肩及转头运动	3	

续表

项目	具体内容和评分细则	满分	得分
舌下神经（3分）	有无伸舌偏斜、舌肌萎缩及肌束颤动	3	
感觉检查原则（6分）	先检查感觉缺失部位，再检查正常	3	
	一般从远端查向近端，左右比较，避免暗示	3	
浅感觉（9分）	痛觉	3	
	触觉	3	
	温度觉	3	
深感觉（9分）	运动觉	3	
	位置觉	3	
	震动觉	3	
复合感觉（12分）	皮肤定位觉	3	
	两点辨别觉	3	
	实体觉	3	
	体表图形觉	3	
整体评估（5分）	操作的熟练程度、顺序、手法正确、人文关怀	5	
总分		100	

表三十一　附属医院临床医学本科实习生运动系统和神经反射检查评分表

项目	具体内容和评分细则	满分	得分
操作前准备 （4分）	着装整洁、戴口罩	1	
	跟患者沟通：介绍自己即将要进行的检查，取得合作	1	
	患者体位：协助患者取仰卧位	1	
	检查者位置：站在患者右侧	1	
肌肉容积 （6分）	有无萎缩和假性肥大	3	
	软尺测量两侧肢体相同部位的周径，双侧比较	3	
肌张力 （6分）	比较四肢的肌张力：嘱患者肌肉放松，感受肌肉硬度，被动屈伸肢体感知阻力	4	
	描述肌张力减低或增高	2	
肌力 （15分）	检测四肢肌力	5	
	描述肌力大小（六级肌力记录法）	5	
	轻瘫检查法	5	
共济运动 （10分）	指鼻试验	2	
	轮替试验	2	
	反击征	2	
	跟－膝－胫试验	2	
	闭目难立征	2	
不自主运动 （6分）	有无不能随意控制的肌阵挛、肌张力障碍、震颤、舞蹈样动作等	3	
	观察不自主运动的形式、部位、程度、规律和过程	3	
异常肌肉活动 （3分）	有无肌束颤动、肌纤维颤搐、痛性痉挛	3	
姿势与步态 （3分）	注意有无常见异常步态	3	
浅反射 （12分）	腹壁反射	3	
	提睾反射（若患者为女性，可描述做法以及反应）	3	
	跖反射	3	
	肛门反射	3	

续表

项目	具体内容和评分细则	满分	得分
深反射 （15分）	肱二头肌反射	3	
	肱三头肌反射	3	
	桡骨膜反射	3	
	膝反射	3	
	踝反射	3	
阵挛 （6分）	髌阵挛	3	
	踝阵挛	3	
病理反射 （9分）	巴彬斯基征，并能描述阳性表现	3	
	巴彬斯基等位征: Chaddock 征、Oppenheim 征、Scheffer 征、Gordon 征、Gonda 征、Pussep 征	6	
整体评估 （5分）	操作的熟练程度、顺序、手法正确、人文关怀	5	
总分		100	

表三十二　附属医院临床医学本科实习生肝肾功能判读考核评分表

一、内容：肝肾功能结果，每次阅读 1~3 份不等，打分细则见下表。

二、应掌握：低蛋白血症的诊断、肝损伤的初步诊断、肾损伤的初步诊断。

表三十二-1　附属医院临床医学本科实习生肝肾功能分析阅读评分体系

项目	内容和评分细则	分值	得分
操作前准备 （5分）	按规则抽取考核肝肾功能，提前准备好分规、笔、草稿纸	5	
蛋白质代谢 功能判断 （10分）	判断是否存在低蛋白血症	3	
	计算白蛋白/球蛋白比值	3	
	判断蛋白质代谢相关指标异常的临床意义	4	
黄疸的判断 （15分）	判断是否存在黄疸	4	
	黄疸严重程度分度	5	
	判断黄疸分型（溶血性、肝细胞性、梗阻性黄疸）	6	
肝酶学判断 （15分）	判断肝细胞损伤为主的肝酶水平是否异常	4	
	判断胆汁淤滞为主的肝酶水平是否异常	4	
	判断肝酶水平异常的临床意义	7	
肾小球功能 判断 （40分）	判断血清肌酐水平是否正常	5	
	判断血清尿素水平是否正常	5	
	计算尿素氮与肌酐比值，判断是否存在肾前性/肾性少尿	10	
	判断血清尿酸水平是否正常	5	
	判断尿微量白蛋白水平是否正常	5	
	如存在慢性肾功能不全，需进行分期	10	
总体得分 （15分）	阅读肝肾功能熟练，诊断正确全面	15	
总分：100分		100	

表三十二-2 附属医院临床医学本科实习生 OSCE 考核肝肾功能判读站打分表

项 目	考核内容	分值	得分	评 价
肝肾功能 1		100		
肝肾功能 2	异常肝肾功能判读	100		
其他				特殊情况加读 1～2 份肝肾功能，分数酌情掌握
总分				

备注：

评分标准：

1. 主要判断正确：明确是否存在蛋白质代谢功能异常、黄疸、肝酶学异常、肾小球功能异常等；

2. 主要判读正确：判读各型低蛋白血症、肝损伤、肾损伤等的临床意义；

3. 诊断完善。

表三十三 附属医院临床医学本科实习生尿常规判读考核评分表

一、内容：典型病例尿常规结果，打分细则见下表。

二、考核内容：肾小球肾炎、肾病综合征、尿路感染、糖尿病酮症酸中毒、糖尿病肾病等初步判断，以及判读蛋白尿、血尿、白细胞尿、脓尿、细菌尿、管型尿等的临床意义。

表三十三-1 附属医院临床医学本科实习生尿常规判读考核评分体系

项目	内容和评分细则	分值	得分
判读前准备 （5分）	按规则抽取考核尿常规结果，提前准备好笔、草稿纸	5	
尿常规结果整体判读 （20分）	明确是否存在蛋白尿	5	
	明确是否存在镜下血尿	5	
	明确是否存在糖尿和酮尿	5	
	明确是否存在白细胞尿、脓尿和细菌尿	5	
蛋白尿的正确判读 （20分）	判读肾小球性蛋白尿的临床意义	5	
	判读肾小管性蛋白尿的临床意义	5	
	判读溢出性蛋白尿的临床意义	5	
	判读功能性蛋白尿的临床意义	5	
血尿的正确判读 （15分）	判读内科性血尿的临床意义	5	
	判读外科性血尿的临床意义	5	
	判读混合性血尿的临床意义	5	
白细胞尿、脓尿和细菌尿的正确判读 （15分）	判读白细胞尿的临床意义	5	
	判读脓尿的临床意义	5	
	判读细菌尿的临床意义	5	
管型尿的正确判读 （10分）	判读红细胞管型尿的临床意义	3	
	判读白细胞管型尿的临床意义	3	
	判读颗粒管型尿的临床意义	2	
	判读透明管型尿的临床意义	2	
总体得分 （15分）	结合临床病史，全面判读尿常规结果，临床诊断正确而全面	15	
总分：100分		100	

表三十三-2 附属医院临床医学本科实习生 OSCE 考核尿常规站打分表

项 目	考核内容	分值	得分	评 价
尿常规 1		100		
尿常规 2	异常尿常规判读	100		
其他				特殊情况加读 1～2 份尿常规，分数酌情掌握
总分				

备注：

评分标准：

1. 主要判断正确：明确是否存在蛋白尿、镜下血尿、糖尿、酮尿、白细胞尿、脓尿、细菌尿等；

2. 主要判读正确：判读各型蛋白尿、各型血尿、白细胞尿、脓尿和细菌尿、各型管型尿等的临床意义；

3. 诊断完善。

表三十四　附属医院临床医学本科实习生血常规判读考核评分表

一、内容：典型病例血常规结果，打分细则见下表。

二、考核内容：判断常见原因的贫血（缺铁性贫血、急性失血性贫血、大细胞性贫血），识别血小板减少，粒细胞减少或增加，全血细胞减少等常见血液系统疾病血常规。

表三十四-1　附属医院临床医学本科实习生血常规判读评分体系

项目	内容和评分细则	分值	得分
结合病史重要性（5分）	熟悉病史，知晓血常规检查的必要性和重要性	5	
血常规整体阅读（10分）	整体浏览造血细胞（粒细胞，红细胞，血细胞）及其他非造血细胞情况	5	
	外周血有无异形细胞、破碎细胞等	5	
白细胞正确判读（20分）	白细胞和中性粒细胞绝对值的正常值	4	
	白细胞和中性粒细胞百分比升高的临床意义	4	
	白细胞和中性粒细胞百分比降低的临床意义	4	
	白细胞升高、淋巴细胞比值升高，中性粒细胞绝对值降低的临床意义	4	
	白细胞正常，淋巴细胞计数、绝对值下降的临床意义	4	
红细胞正确判读（20分）	红细胞、血红蛋白的正常值	4	
	红细胞数、血红蛋白升高的临床意义	4	
	红细胞数、血红蛋白降低的临床意义	4	
	红细胞平均体积（MCV），红细胞压积（HCT），平均血红蛋白浓度（MCHC）的意义	4	
	网织红细胞及网织红细胞绝对值的意义	4	
血小板正确判读（15分）	血小板的正常值	3	
	血小板计数增高的临床意义	4	
	血小板计数减少的临床意义	4	
	平均血小板体积和大型血小板比率的意义	4	
单核细胞正确判读（10分）	单核细胞百分比和绝对值的正常值	2	
	单核细胞百分比和绝对值升高的临床意义	4	
	单核细胞百分比和绝对值降低的临床意义	4	
嗜酸性粒细胞正确判读（5分）	嗜酸性粒细胞和绝对值的正常值	2	
	嗜酸性粒细胞和绝对值升高的临床意义	3	
嗜碱性粒细胞正确判读（5分）	嗜碱性粒细胞和绝对值的正常值	2	
	嗜碱性粒细胞和绝对值升高的临床意义	3	
总体得分（10分）	血常规整体判读熟练，诊断正确全面	10	
总分：100分		100	

表三十四-2 附属医院临床医学本科实习生血常规判读考核评分表

一、内容：血常规判读，每次阅读 1~3 份不等，打分细则见下表。

二、应掌握：感染性疾病和非感染性疾病的初步判断，预判内容包括：是否有感染、细菌性感染、病毒性感染；血液系统疾病（红细胞/白细胞/血小板增多或减少的临床意义）；其他恶性肿瘤转移。

项 目	考核内容	分值	得分	评 价
血常规 1		100		
血常规 2	异常血常规判读	100		
其他				特殊情况加读 1 ~ 2 份血常规，分数酌情掌握
总分				

备注：

评分标准：

1. 血常规主要项目判读全面、正确；

2. 诊断完整、客观，必须结合临床；

3. 必须考虑实验室检测的局限性，必要时提出复查。

表三十五　附属医院临床医学本科实习生粪便常规判读考核评分表

一、内容：大便常规结果，每次阅读 1~3 份不等，打分细则见下表。

二、应掌握：大便常规结果的初步诊断及临床意义。

表三十五-1　附属医院临床医学本科实习生大便常规分析阅读评分体系

项目	内容和评分细则	分值	得分
操作前准备 （5分）	按规则抽取考核大便常规，提前准备好分规、笔、草稿纸	5	
大便外观判断 （21分）	判断大便性状是否正常	7	
	判断大便颜色是否正常	7	
	判断大便 pH 值是否正常	7	
大便化学分析 （18分）	判断大便隐血实验结果	7	
	判断大便胆红素、粪胆原是否正常，必要时结合病历协助判断黄疸的分型	11	
大便有形成分分析 （21分）	判断大便细胞数量、成分是否正常，是否存在异型细胞	7	
	判断大便是否存在真菌	7	
	判断大便是否存在寄生虫卵	7	
临床意义分析 （20分）	结合病历分析腹泻患者的可能病因	14	
	结合病历判断是否存在消化道出血	6	
总体得分 （15分）	阅读大便常规熟练，诊断正确全面	15	
总分：100 分		100	

表三十五-2 附属医院临床医学本科实习生 OSCE 考核大便常规判读站打分表

项　目	考核内容	分值	得分	评　价
大便常规1		100		
大便常规2	异常大便常规判读	100		
其他				特殊情况加读 1 ~ 2 份大便常规，分数酌情掌握
总分				

备注：

评分标准：

1. 主要判断正常；

2. 诊断完善

表三十六　　附属医院临床医学本科实习生 X 线阅片考核评分表

一、内容：典型病例阅片，每次阅读 2~3 份病例，打分细则见下表。

二、考核内容：四肢骨折、脊柱骨折、关节脱位、化脓性骨髓炎、骨肉瘤、大叶性肺炎、肺脓肿、继发型肺结核、中央型肺癌、周围型肺癌、肺转移瘤、气胸、胸腔积液、肋骨骨折、房间隔缺损、高心病、二尖瓣狭窄或伴关闭不全、泌尿系结石（平片及静脉肾盂造影片）、气腹征、肠梗阻、食道癌、胃十二指肠溃疡、胆石症（胆道造影）。

表三十六-1　　附属医院临床医学本科实习生 X 线阅片评分体系

项目	内容和评分细则	分值	得分
阅片前准备 （5 分）	按规则从命题库中抽取 2 份影像病例资料，提前准备好笔、草稿纸	5	
影像检查 （15 分）	部位	5	
	名称	5	
	方法	5	
影像征象判读 （30 分）	对异常征象应描述其部位、数目、分布、大小、形态、密度、边缘、与邻近组织器官的关系	16	
	影像的基本病变	6	
	复查对比的动态观察信息	4	
	描述有鉴别意义的阴性所见	4	
影像诊断意见 （30 分）	肯定性诊断意见：应包括定位、定性、定量诊断的内容。 可能性诊断意见：对不能肯定诊断的异常影像，可提出两个或两个以上可能性诊断，应提出以哪一个的可能性大，或提供分析的思路，提出进一步检查的建议 否定性诊断意见：包括正常、未见异常、排除某种疾病等	30	
总体得分 （20 分）	认真细致阅片，全面系统描述，文体通顺，重点突出，逻辑性强	20	
总分：100 分		100	

表三十六-2　附属医院临床医学本科实习生 X 线阅片站打分表

项　目	考核内容	分值	得分	评　价
病例阅片 1		100		
病例阅片 2	典型病例 X 线片	100		
其他				特殊情况加 1～2 份病例阅片分析，分数酌情掌握
总分				

备注：

评分标准：

1. 主要影像诊断正确；

2. 诊断完善（提供分析的思路，提出进一步检查的建议）

表三十七　附属医院临床医学本科实习生心电图分析考核评分表

一、内容：典型病例心电图，每次阅读1~3份不等，打分细则见下表。

二、考核内容：窦性心律；窦性心率补齐、房性心动过速、室性心动过速；期前收缩、心房颤动、心房扑动、心肌梗死分期分部位、心室扑动、室性逸搏、窦性停搏、房室传导阻滞等心电图读图。

表三十七-1　附属医院临床医学本科实习生心电图分析阅读评分体系

项目	内容和评分细则	分值	得分
操作前准备（5分）	按规则抽取考核心电图，提前准备好分规、笔、草稿纸	5	
12导心电图整体阅读（10分）	明确12导心电图中肢体导联、胸导联的意义	3	
	心率计算正确	7	
心律正确判读（15分）	正确寻找P波	3	
	正确认识窦性P波	4	
	正确判断心脏节律	8	
PP间期正确判读（10分）	正确寻找PP间期	3	
	正确判断PP间期是否在正常区间	3	
	正确判断房室传导组织是否存在	4	
QRS波正确判读（10分）	正确寻找QRS波	1	
	判断QRS波群为室上性还是室性	3	
	判断心脏转位（顺钟向或逆钟向或正常）	2	
	判断电轴（左偏或右偏或正常）	2	
	判断有无病例Q波	2	
T波正确判读（10分）	正确寻找T波	2	
	判断T波波形是否有异常	4	
	判断T波波形异常有何临床意义	4	
ST段正确判读（15分）	正确寻找ST段	2	
	判断ST段是否有异常	4	
	判断ST段异常有何临床意义	4	

续表

项目	内容和评分细则	分值	得分
QT 间期正确判读（5 分）	正确寻找 QT 间期	2	
	判断 QT 间期是否有异常	2	
	判断 QT 间期异常有何临床意义	1	
总体得分（20 分）	阅读心电图熟练，诊断正确全面	20	
总分：100 分		100	

表三十七-2　附属医院临床医学本科实习生 OSCE 考核心电图站打分表

项目	考核内容	分值	得分	评价
心电图 1		100		
心电图 2	正常心电图、典型病例心电图	100		
其他				特殊情况加读 1 ~ 2 份心电图，分数酌情掌握
总分				

备注：

评分标准：

1. 主要判断正确；

2. 诊断完善（心率、电轴、转位）

十四、临床技能多站式考核（OSCE）规范

（一）OSCE 定义

OSCE 是 Objective Structured Clinical Examination 的缩写，即客观结构化临床技能考试，又称临床技能多站式考试，是一种国际上较为流行的对临床医学生、低年医生进行临床能力考核的一种方法。通过采用多站式考核方式，采用标准化病人、虚拟病人、计算机等手段，公正、客观地评价应试者的临床技能。它不是某种具体的考核办法，而是提供一种客观的、有序的、有组织的考核框架，在这个框架当中，每一个医学院、医院、医学机构或考试机构可以根据自己的教学大纲、考试大纲加入相应的考核内容与考核方法。它是通过模拟临床场景来测试医学生的临床能力；同时，也是一种知识、技能和态度并重的临床能力评估的方法。

（二）考核目的

医学实践技能考试是评价医学生临床能力的重要手段，临床能力是指完成医疗保健活动所必需的特殊能力。美国医师考试委员会（NBME）研究认为医学生应当具备下列临床能力：收集病史，体格检查，运用诊断性辅助检查，诊断能力，作出医疗决策能力，执行医疗决策能力，继续医疗决策能力，继续治疗护理能力，正确处理医患关系，职业态度。OSCE 实际上就是针对以上各种评价目的所能采用的各种评价手段的综合体，是较全面的评价体系。其考核标准是统一的，对于考生临床技能的评价具有广泛连续性，所采用的测试手段与临床实际情景结合的非常密切。

（三）考核内容

包括：标准化病人（Standardized Patients，简称 SP）、在医学模拟人上实际操作、临床资料的采集、医学人文关怀等。

（四）考核形式

1. 考生通过一系列事先设计的考站进行实践测试，每个考生要经过 20 个左右不同的考站，且所有考生都要通过相同的考站，考站设置分长站、短站，时间 5~20 分钟不等。由主考人或 SP 对考生进行评价。

2. 每个考站测试考生的一种临床能力，每种临床能力的测试可以在一个考站或多个考站进行。

3. 在一些考站考生要进行操作，在其他考站考生可能通过笔试形式回答问题，此问题可能与前面考站检查过的 SP 有关或与同一考站的病人问题处理、病人的各项辅助检查有关。

4. 每个操作性考站都有一个主考人，使用预先设计的检核表格给考生打分。

5. 应尽量做到考核后有点评，在考核当时或考试之后，让学生知道自己的弱项和改进点。

（五）临床医学专业本科实习生常用站点设置

OSCE 可用于评估各个学习阶段学生的临床能力，包括实习阶段的出科考试、毕业后教育临床能力的评估，特别适用于目标参照性考试，以确定学生是否达到标准，如执业医师资格考试。对于临床实习生，站点设计应遵循以下原则：

1. 根据人才培养目标，结合自身特点，有的放矢设计站点。

2. 以各专业国家本科教学标准为依据，遵循标准设计站点。

3. 关注医师资格考试进展，结合实际设计站点。

4. 医学专业实习生出科考试、毕业考试常用站点设置为：内科/儿科问诊（SP）、妇科/外科问诊（SP）、内科体格检查（SP）、外科体格检查（SP）、内科操作（胸腔穿刺术、骨髓穿刺术、腹腔穿刺术等）、外科操作（切开缝合、消毒铺巾、拆线换药等）、妇科检查基本操作、产科常规体检、内科病例分析、外科病例分析、妇产科病例分析、儿科病例分析、心电图/X 线胸片等常用辅助检查报告判读、沟通技巧等。

十五、微型临床评估演练（Mini-CEX）规范

（一）定　义

微型临床评估演练，即 Mini-clinical evaluation exercise（Mini-CEX），是由美国内科医学会（American Board of Internal Medicine，ABIM）修订了传统的 Clinical Evaluation Exercise 所发展的新评量方法，用于评价医学生或住院医师临床能力并具有教学功能的测评工具。该表引用自台湾中国医药大学陈伟德教授 DOPS 翻译版。

（二）评价体系及内容

考核项目	有待改进	合格	优良
1. 病史询问	□称呼病人　□自我介绍　□能鼓励病人叙述病史　□适当的提问及引导以获得正确及足够的信息　□对病人的情绪及肢体语言能有适当的回应 □□□□□□	□□□□□□	□□□□□□
2. 体格检查	□告知病人检查目的及范围　□注意检查场所隐秘性　□根据病情进行全面而有重点的检查　□正确的操作及实施步骤　□适当且谨慎处理病人的不适 □□□□□□	□□□□□□	□□□□□□
3. 人文素养	□表现尊重及关心　□建立良好关系及互相信赖　□能注意并处理病人是否舒适　□尊重病人隐私　□适当满足病人寻求相关信息的需求 □□□□□□	□□□□□□	□□□□□□
4. 临床判断	□能归纳病史及体检资料　□能判读相关检查结果　□鉴别诊断的能力　□临床判断的合理性及逻辑性　□能判断治疗的益处、风险与费用 □□□□□□	□□□□□□	□□□□□□
5. 卫教咨询	□解释检查和治疗的理由　□解释检查结果和临床的相关性　□相关治疗的卫教和咨询 □□□□□□	□□□□□□	□□□□□□
6. 组织效能	□能按合理顺序处理　□及时且适时　□历练而简洁 □□□□□□	□□□□□□	□□□□□□
7. 整体表现	□□□□□□	□□□□□□	□□□□□□

（三）执行要求

1. 由责任导师带领学生，一对一完成。

2. 在病房、门诊、急诊或其他医疗场所，对真实病例进行病史采集、诊断、治疗、健康咨询进行的能力评估测试。

3. 为实现形成性评价的动态性，要求每实习科室入科第一周，出科前一周分别进行两次评价。

4. 为实现形成性评价的反馈性，要求评价结束后教师立即将该次临床能力评估的优点、缺点及改进意见反馈给学生。之前要求被评价学生自评，同学间互评。

（四）操作流程

Mini-CEX 实施步骤：

1. 准备阶段：教师在组织评估前需要确定本次评估的时间、病例、
   场所、内容、目的、意义等

↓

2. 提前取得患者知情同意

↓

3. 评估过程：学生在教师观察下执行医疗评估，教师按照 Mini-CEX 评分
   表①~⑦项内容注意进行观测（15~20 分钟）

↓

4. 反馈总结：①学生自评及同学互评；②教师根据学生临床评估结果进行
   及时反馈，注意评价客观描述性及建设性（5~10 分钟）（要注意采用
   三明治反馈法，评价其优点、缺点、改进意见）

↓

5. 做好记录：在评价表上记录反馈内容及操作时间等

十六、临床技能操作评估（DOPS）规范

（一）定 义

临床技能操作评估，即 Direct observation of procedural skills（DOPS），最早由英国皇家内科医师协会（Royal College of Physicians，RCP）设计，评估医学生或者住院医师的临床操作技能，由教师直接观察并以客观量表评估学生临床技能操作的评估方法，适用于评估临床实际操作能力的成效，DOPS 与 Mini-CEX 均属医患互动的直接观察。该表引用自台湾中国医药大学陈伟德教授 DOPS 翻译版。

（二）评价体系及内容

评价项目	内容
明确知道此项技能操作的适应证、禁忌证	对该技能操作的适应证、禁忌证、相关解剖结构的了解及步骤的熟悉程度
操作前告知患者并取得同意	详细告知病人该操作的目的、必要性、可能存在的并发症，并取得病人同意
熟悉操作准备	执行操作前的准备工作：物品、药品
具有良好的无菌观念	从手消毒开始的一列无菌操作
操作步骤正确、规范	步骤正确、规范
操作手法准确、熟练	手法准确、熟练
适当时机寻求协助	遇到问题时适时的向上级医师/老师/家属/同学求助
操作后处理	操作后相关物品、药品、标本、废弃物等的处理以及就操作结果、注意事项等与患者的沟通
沟通技巧	与病人礼貌、通俗与专业性相兼顾的沟通能力
爱伤观念	能否估计病人的感受，并具有职业素养
整体表现	综合上述指标的总体表现

（三）执行要求

1. 由责任导师带领学生，一对一完成。

2. 在门诊、急诊、住院病房、重症监护病房、手术室，临床技能培训室对真实病例进行临床操作能力的评估测试。

3. 整个操作评价通常 20 分钟，准备 3~5 分钟，操作评估 10~15 分钟，反馈 5 分钟。

4. DOPS 评价是一次真实性的操作，非长时间观察；非模拟人、动物；评估结束后给予及时反馈；具体反馈要求同"Mini-CEX"。

5. DOPS 至少组织 1 次，根据"教师测评满意程度"，对于评价"差"的学生需经过培训后择期再做一次 DOPS 评价。

（四）操作流程

DOPS 实施步骤：

> 准备阶段：教师在组织评估前需要确定本次评估的患者、
> 场所、操作内容、目的、意义等

↓

告知患者操作目的并获取患者知情同意

↓

评估过程：学生在教师观察下执行医疗操作，教师按照 DOPS 评分表
①~⑪项内容注意进行引导（10~15 分钟）

↓

反馈总结：根据学生操作结果进行教师反馈（具体方法见 Mini-CEX）
（5 分钟）

↓

5. 做好记录：在评价表上记录反馈内容及操作时间等

十七、标准化病人（SP）运用规范

（一）SP 定义

标准化病人（Standardized Patients，简称 SP），又称为模拟病人（Simulate Patients），指那些经过标准化、系统化培训后，能准确表现病人的实际临床问题的正常人或病人。

（二）SP 基本分类

SP 分为：① SSP（学生标准化病人）；② SP。

SSP：随着临床教学水平的进一步发展以及患者、家属对诊疗等服务水平需求日益提高，使得医学生培养在临床实践教学中的问题越来越多，包括医学生急剧增加、实习生实操机会少以及患者维权意识增强等。标准化病人主要是通过系统化及标准化培训后，以复制的方式表现出真实病人的情形，且最好是由不同年龄、性别以及患有轻症疾病患者或健康人担任，但目前我国引用标准化病人较少，并未形成系统性及科学性的培训体系与考核方式，而且大多数学校及医院从社会上招聘"演员病人"，要投入大量的资金和时间，训练成本比较高。所以导致现阶段临床教学困难，大部分医学院校或医院采用以学生标准化病人作为培训对象，从而显著地提高临床实践教学质量。

SP：就是普通 SP，指医学院校、医院或者培训机构从社会上公开招聘符合条件的"标准化病人"，一般要求应聘人员必须身体健康，年龄 20 ~ 65 周岁，无肝炎、结核传染病史，对医学具有浓厚兴趣，性别不限。然后经过标准化、系统化培训后，能准确表现病人的实际临床症状（含部分体征），并可以在模拟中对学生的学习情况作出一定反馈。

（三）SP 作用

SP 需要经过专业的培训，通过培训后，这些人能够准确模仿相应病历的症状，包括走路姿势、身体动作、疼痛的程度、面部表情、病史病状等，学生根据"病人"表现出来的症状询问病史、判断病情，做出正确的诊断。SP 可以给操作者进行评分和操作技巧进行反馈，包括问诊、体格检查和回馈，同时，起到病人、教师、评估者的多重作用。

（四）SP 的训练

SP 的训练是根据实际病人的病历，训练要采用各种技术，以帮助"演员"身临其境。通常培训一个 SP 需要经过以下几个阶段：

1. 设计病历。

2. 训练受训者表演。训练不仅要围绕病历的内容，也要注意病人的感情，受训者要根据培训教师的要求以不同的方式接受训练。

3. 受训者如何进行评估和提供反馈。

4. 实际模拟。

（五）适用范围

SP 可用于对医学生临床技能的教学、评估以及职业态度培养与考核，如医学员院校的实习生出科考试、执业医师资格考试等。

十八、实践教学过程教学督查规范

（一）临床实践督查目的

实施临床实践教学质量评价是切实保障实践教学效果的有效途径，通过评价带习教研室、科室管理的规范性、教师实践教学能力，以提升学生实践技能、培养学生创新能力和医学人文素质，有利于巩固医学生理论知识的掌握，间接促进医学生实践能力和发展潜力的提升，能充分调动师生双方在教与学过程中的主观能动性，及时发现教学中的不足，及时反馈信息，为医学教学改革与发展提供更多的科学依据，对医学教育质量的提高起重要的指导作用。

（二）临床实践督查内容

1. 检查实习生各科临床基本技能操作情况，如内科：全身体格检查、骨穿、腰穿、腹穿等；外科：无菌操作、切开缝合、拆线换药等；妇产科：妇检、产检；儿科：小儿体格检查、小儿身长发育测量、小儿心肺复苏等，针对实习生操作水平及医学人文关怀进行评价。

2. 检查临床实践教学活动执行情况，如教学查房、病案讨论、小讲课、入科教育、临床技能操作、学生座谈会等记录情况，针对记录的完整度、认真度和规范度进行评价。

3. 检查临床实践教学常规管理情况，如实习生考勤签到记录及排班表等。

4. 检查临床实践教学考核执行情况，如小出科评价中 Mini-CEX、DOPS、病历书写等评价的记录完善情况，大出科考核中成绩登统、成绩分析等痕迹管理记录情况。

5. 检查实习生临床实践教学满意度情况，抽查学生对临床实践教学活动、管理等方方面面的满意程度。

（三）临床实践督查要求

临床教学管理部门每月至少督查科室一次，医院教学指导委员会专家应根据医院督查安排计划要求定期进行督查。每次督查结束后应立即公布督查结果，并进行意见反馈，帮助教研室及科室及时发现问题，及时整改，不断完善临床实践教学过程及管理，提高临床实践教学质量。

（四）临床实践督查的形式

1. 实地督查：督查人员深入临床一线，到科室、教研室现场检查，了解临床实践教学的落实情况，促进各项工作落实。

2. 材料督查：主要督查临床教学相关材料，如教学计划、教案、讲稿、教学反思材料、师培、实习轮转表等。

3. 网络督查：主要通过网络平台进行教学督查，如通过学校评教系统、问卷星、PAD 等方式在同行、学生、教学督导专家中进行督查。

4. 电话督查：通过电话向科室或教研室了解临床教学具体工作落实的进展情况，督促科室或教研室按规定时限进行落实。

（五）临床实践督查表格

见表三十八~四十三。

表三十八　附属医院实践教学质量评价表一

（见习教学）

教 研 室：＿＿＿＿＿　　教师姓名：＿＿＿＿＿　　教师职称：＿＿＿＿＿

教学时间：＿＿＿＿＿　　教学地点：＿＿＿＿＿　　学生专业/班级：＿＿＿＿＿

教学内容：＿＿＿＿＿　　教师、时间、内容是否按计划执行（是、否）

评 价 项 目		评 价 内 容	分值	评分
教学态度（20分）	教书育人	教态仪表端庄；为人师表；寓医德医风于实践教学中	10	
	教学纪律	有学生考勤；见习基本内容及带教老师按计划实施；准时带教，不拖堂，不提前下课，带教期间无脱岗情况	10	
教学内容（30分）	教学组织	以理论课所学疾病分析、启发、示教为主；教学内容所需病例及用具准备充分，有见习计划；适当运用双语教学；教师用时：学生用时＝2：1	10	
	符合大纲要求	见习计划及目的性强；带教程序及条理性好；病人选择恰当，有阳性体征及资料供示教，符合教学大纲要求	10	
	理论联系实际	结合病例验证、强化课堂基础理论和基础知识；相关知识承上启下，讲解正确；见习与理论课教学形成互补	10	
教学方法（30分）	能力培养	重视问诊、体检及基本操作的指导；启迪学生的临床思维；培养学生分析问题、解决问题的能力	10	
	设问启发	抓住教学要点设问、启发学生；给学生恰当的反馈，解答学生提出的问题；照顾全体，调动学生思考的积极性	10	
	归纳总结	进行见习讲评，归纳要点，纠正错误；提出思考问题	10	
教学效果（20分）	学生表现	带教有吸引力，学生参与积极性高；能积极思考、发言；见习注意力集中，氛围好	10	
	学生反馈	随机征求学生对本次见习的感受、意见及建议。可进行满意度测评	10	
总分		教学质量定性标准：评分≥90分为优秀，89～80分为良好，79～70分为合格，＜70分为不合格	100	

请填写对该教师的主要整改建议：＿＿＿＿＿＿＿＿＿＿＿＿＿＿＿＿＿

＿＿＿＿＿＿＿＿＿＿＿＿＿＿＿＿＿＿＿＿＿＿＿＿＿＿＿＿＿＿＿＿＿

主要评价意见和建议在课后立即向带习教师反馈

带习教师签字：＿＿＿＿＿＿＿　　　　评价教师签字：＿＿＿＿＿＿＿

表三十九　附属医院实践教学质量评价表二

（教学查房）

教 研 室：＿＿＿＿＿＿　　教师姓名：＿＿＿＿＿＿　　教师职称：＿＿＿＿＿＿

教学时间：＿＿＿＿＿＿　　教学地点：＿＿＿＿＿　　学生专业/班级：＿＿＿＿＿

教学内容：＿＿＿＿＿＿　　教师、时间、内容是否按计划执行（是、否）

评 价 项 目		评 价 内 容	分值	评分
教学态度（20分）	教书育人	教态仪表端庄；为人师表；寓医德医风于实践教学中	10	
	教学纪律	有学生考勤；按上报教学查房计划实施，准备充分；不随意变更时间、地点、内容及教师等，带教期间无脱岗情况	10	
教学内容（30分）	教学组织	用常见、典型病例指导学生问诊、体检、分析为主；教师及学生对查房内容准备充分，查房程序规范；教师提问恰当，适当运用双语教学；教师用时：学生用时＝1：1	10	
	教师指导	重视问诊体检、资料分析及基本操作的指导；结合病例讲解、示范正确；兼顾学科新进展，避免形式单一的小讲课。	10	
	临床思维培养	启发学生正确分析病例，提出诊治方案的思路；结合病例，在巩固基础理论的同时，学会应用知识解决临床问题	10	
教学方法（30分）	能力培养	在指导学生汇报、分析、操作中注重培养其临床思维方法；提高学生应用已学知识分析病情及检查资料的综合能力	10	
	教学互动	抓住查房要点提问、启发学生；给学生恰当反馈，耐心解答学生提出的问题；体现多级医师查房的互补互动性	10	
	归纳总结	有教学查房点评；归纳查房要点，指出不足；提出思考问题；有教学查房记录	10	
教学效果（20分）	学生表现	查房有吸引力，学生注意力集中；汇报学生准备充分，学生参与积极性高，积极思考、发言，查房氛围好	10	
	学生反馈	随机征求学生对本次教学查房的感受、意见及建议，可进行满意度测评	10	
总分		教学质量定性标准：评分≥90分为优秀，89～80分为良好，79～70分为合格，＜70分为不合格	100	

请填写对该教师的主要整改建议：＿＿＿＿＿＿＿＿＿＿＿＿＿＿＿＿

＿＿＿＿＿＿＿＿＿＿＿＿＿＿＿＿＿＿＿＿＿＿＿＿＿＿＿＿＿＿

＿＿＿＿＿＿＿＿＿＿＿＿＿＿＿＿＿＿＿＿＿＿＿＿＿＿＿＿＿＿

主要评价意见和建议在课后立即向带习教师反馈

查房教师签字：＿＿＿＿＿＿　　　评价教师签字：＿＿＿＿＿＿

表四十 附属医院实践教学质量评价表三
（病案讨论）

教 研 室：＿＿＿＿＿＿＿　　教师姓名：＿＿＿＿＿＿＿　　教师职称：＿＿＿＿＿＿＿

教学时间：＿＿＿＿＿＿＿　　教学地点：＿＿＿＿＿＿＿　　学生专业/班级：＿＿＿＿＿＿＿

教学内容：＿＿＿＿＿＿＿　　教师、时间、内容是否按计划执行（是、否）

评 价 项 目		评 价 内 容	分值	评分
教学 态度 （20分）	教书育人	教态仪表端庄；为人师表；寓医德医风于实践教学中	10	
	教学纪律	有学生考勤；按上报病案讨论计划实施，准备充分；不随意变更时间、地点、内容及教师等，带教期间无脱岗情况	10	
教学 内容 （30分）	教学组织	以复杂、疑难病例讨论培养学生独立思考及分析判断问题的能力为主；病案选择恰当，按要求准备充分，问题设计合理；适当运用双语教学；教师用时：学生用时＝1：2	10	
	学生发言	学生用多媒体汇报病史；摘要简洁，重点及设问清楚；观点明确，思路清晰，查阅了相关资料；有外语词汇	10	
	教师指导	病案选择符合学生实际；讨论前指导学生准备充分；理论与实践结合好，强化基础理论，培养临床思维；讨论组织协调好	10	
教学 方法 （30分）	能力培养	注重培养学生自主学习能力及独立思考与创造性思维；启发学生作出正确的诊断、鉴别诊断和诊疗计划	10	
	讨论、启发 式教学	以学生讨论为主，分析、设问、解答、判断等贯穿始终；教师通过启发、点评而引导学生建立正确的临床思维	10	
	归纳总结	归纳学生发言，点评客观；结合病例适当介绍新知识、新进展；结合病例提出思考问题；有病案讨论纪录	10	
教学 效果 （20分）	学生表现	学生准备充分，参与讨论积极性高，注意力集中；能独立思考，积极发言；大多数学生参与发言，讨论氛围好	10	
	学生反馈	随机征求学生对本次病案讨论的感受、意见及建议，可进行满意度测评	10	
总分		教学质量定性标准：评分≥90分为优秀，89～80分为良好，79～70分为合格，＜70分为不合格	100	

请填写对该教师的主要整改建议：＿＿＿＿＿＿＿＿＿＿＿＿＿＿＿＿＿＿＿＿＿＿

＿＿＿＿＿＿＿＿＿＿＿＿＿＿＿＿＿＿＿＿＿＿＿＿＿＿＿＿＿＿＿＿＿＿＿＿＿＿

＿＿＿＿＿＿＿＿＿＿＿＿＿＿＿＿＿＿＿＿＿＿＿＿＿＿＿＿＿＿＿＿＿＿＿＿＿＿

主要评价意见和建议在课后立即向带习教师反馈

查房教师签字：＿＿＿＿＿＿＿＿　　　评价教师签字：＿＿＿＿＿＿＿＿

表四十一 附属医院实践教学临床实践教学质量表四

（学生评价表）

带教科室：_____ 教师姓名：_____ 带教内容：_____

见/实习班组：_____ 带教时间：_____ 带教地点：_____

（请在评价结果的选项上画圈）

序号	教学评议内容	评价结果			
		优 （90～100分）	良 （80～89分）	中 （60～79分）	差 （＜60分）
1	带教工作认真负责	优	良	中	差
2	教态自然得体，仪表端庄	优	良	中	差
3	准备充分，有实践教学教案或书面带习要点	优	良	中	差
4	带教熟练、内容充实、要求明确	优	良	中	差
5	讲授清楚，重点突出，层次分明，逻辑严密	优	良	中	差
6	启发临床思维，注重能力培养，学生易接受	优	良	中	差
7	带教准时，时间安排合理，按教学计划执行	优	良	中	差
8	讲普通话	优	良	中	差
9	始终现场巡视、讲解、指导	优	良	中	差
10	能体现学科新进展，有机渗入医德医风教育	优	良	中	差
	你对该教师的总体印象	优　良　中　差			
	按百分制你对该教师的打分	分			

对该教师最满意的是：

对该教师的建议是：

表四十二 附属医院实践教学质量评价表五
(实习带教)

教 研 室：＿＿＿＿＿＿＿＿＿＿＿　　下属科室：＿＿＿＿＿＿＿＿＿＿

督查地点：＿＿＿＿＿＿＿＿＿＿＿　　督查时间：＿＿＿＿＿＿＿＿＿＿

评 价 项 目		评 价 内 容	分值	评分
实习生管理 （40分）	抽查实习生在岗情况	无故缺岗1人扣2分，2人扣4分，以此类推	20	
	检查实习生考勤本	无1天考勤记录扣2分，2天扣4分，以此类推	10	
	抽查实习生排班表	无1天排班记录扣2分，2天扣4分，以此类推	10	
实习带教 （40分）	抽查责任导师安排表	无1个专业责任导师安排表扣2分，2个专业扣4分，以此类推	10	
	检查教学查房安排及记录	少1次记录扣2分，2次扣4分，以此类推	10	
	检查病案讨论安排及记录	少1次记录扣2分，2次扣4分，以此类推	10	
	检查实习生培养记录本	少1次记录扣2分，2次扣4分，以此类推	10	
学生考核 （20分）	抽查学生出科病例	无1个同学评出科病例扣2分，2个扣4分，以此类推	10	
	检查学生出科考试成绩记录表	无1次出科考试记录扣2分，2次扣4分，以此类推	10	
总分			100	

科室意见及建议：＿＿＿＿＿＿＿＿＿＿＿＿＿＿＿＿＿＿＿＿＿＿＿＿＿

＿＿＿＿＿＿＿＿＿＿＿＿＿＿＿＿＿＿＿＿＿＿＿＿＿＿＿＿＿＿＿＿＿

＿＿＿＿＿＿＿＿＿＿＿＿＿＿＿＿＿＿＿＿＿＿＿＿＿＿＿＿＿＿＿＿＿

＿＿＿＿＿＿＿＿＿＿＿＿＿＿＿＿＿＿＿＿＿＿＿＿＿＿＿＿＿＿＿＿＿

主要评价意见和建议在督查结束后立即向科室反馈。

科主任或教学秘书签字：＿＿＿＿＿＿＿＿　　督查专家签字：＿＿＿＿＿＿＿＿

表四十三　附属医院实践教学质量评价表六
（实习带教科室教学质量督查）

督查时间	
督察人员	
督查内容	
督察情况与反馈	
被检查科室签字	
整改情况反馈	
教学管理部门意见	

十九、自主联系实习执行规范

（一）外校联系来院实习规范

1. 自主联系实习条件

（1）由于学习需求，学生本人主动要求到附属医院进行学籍期间临床实习，实习时间严格按照实习大纲要求，期间能完全遵守附属医院实习相关规定，不得实习中期进行申请。

（2）要求有较好的身体素质，并出具《健康体检报告》。

（3）专业基础扎实，在校期间学习成绩合格并达到所在学校自主联系实习的成绩要求，择优接收实习。

（4）所在院校出具自主联系实习的同意书和（或）联系函。

2. 自主联系实习办理程序

（1）学生自主实习联系人需向医院教学管理部门提出申请，并签署联系人承诺书，其所在科室领导作为担保人。

（2）学生到教学管理部门领取《实习申请书》和《安全责任告知书》，填写本人信息并仔细阅读。

（3）除临床医学专业外，其他如麻醉、影像、药学、康复等专业的自主联系实习学生需专业主任在《实习申请书》上签字认可接收该同学实习。

（4）学生出具学校同意派出学生来医院实习的证明（联系函）、成绩证明、实习计划。

（5）实习学生、学生家长、实习联系人、实习担保人分别在《申请书》及《安全责任告知书》上签字认可相关条款内容。

（6）将上述材料交到教学管理部门，并由教学管理部门审核。

（7）由教学管理部门将相关文书提交教学管理部门主任再审，最后提交分管教学副院长处审核签字，后留教学管理部门备案。

3. 自主联系实习其他要求

（1）自主实习的时间安排原则上与集中实习同步，并严格按照实习计划执行。

自主实习的学生应严格遵守国家法律，遵守医院的各项规章制度，未经批准，自主实习学生不得擅自离开实习单位从事任何与实习无关的活动。

（2）学生实习期间的相关费用由学生本人承担，医院不承担学生住宿费、交通费及伙食费等，不发放补助。自主实习费用按照医院有关规定执行。

附件：本科自主联系实习生安全责任告知书

为进一步加强自主联系实习生安全教育和管理，增强其安全意识，避免发生实习生安全责任事故，确保实习任务的顺利完成，现将自主联系实习生安全责任告知如下，如发生以下行为或事件，由学生、学生家长、联系人及其担保人共同承担责任：

1. 学生在实习期间，学生或其家长知道学生有特异体质、特定疾病，但未告知医院，学生产生危险性行为的；或学生的身体状况、行为、情绪等有异常情况，家长知道或者已被医院告知，但未履行相应职责的；

2. 学生在实习期间，擅自参加违法组织、迷信、传销或非法集会游行等活动，参与药品推销及药品回扣等扰乱社会治安行为的违法事件；

3. 学生实习期间，违反国家法律法规、违反社会公共行为准则、学校的规章制度或者纪律，实施按其年龄和认知能力应当知道具有危险或者可能危及他人的行为；

4. 学生实习期间擅自离岗或在工作时间以外出现交通事故等人身意外伤害；

5. 实习学生有其他过错的；

6. 其他实习纪律，考勤要求等；

7. 对违反医院规章制度的实习生，医院有权根据相关规定做相应处罚，对屡次批评教育仍不改者，医院有权取消该生实习资格。

若出现上述任意情况，联系人及其担保人今后不得再联系学生到医院实习。

所列条款依据 2002 年 9 月 1 日起施行的中华人民共和国教育部令第 12 号《学生伤害事故处理办法》和 2010 年 12 月 13 日《教育部关于修改和废止部分规章的决定》，学生、家长、联系人、担保人应仔细阅读上述协议条目并签字认可。

（二）本校学生外出自主联系实习规范

1. 学生需在实习至少 3 个月向学院教学及学生管理部门提供书面"自主联系实习申请"。

2. 学生需提供"自主联系实习安全承诺书"，需有学生本人、家长（监护人）

签字同意。

3. 学生需提供《医院自主联系实习四方协议书》，明确实习医院、家长、学生和学校/学院的责任义务。

4. 学生所联系的实习单位，原则上为生源地所在医院，并且需是省级及以上医学本科院校直属或非直属附属医院，或者是具有三级甲等资质的有教学经验的综合医院，并由申请学生提供该医院的资质证明，交由教学部门审核备案。

5. 自主联系实习学生需在实习前自费购买意外保险、交通保险、医疗保险，并将相关票据交由教学部审核备案。

6. 学生在我院学生管理部门完善相关手续，取得学生管理部门自主联系实习的书面认可意见。

7. 学生在实习期间要定期与学生管理部门联系，报告实习、生活情况。

8. 自主联系实习医院按相关专业《实习大纲》，完成实习教学、考核及鉴定评分。

9. 学生需保证所有本人、家长（监护人）、自主联系实习单位签章、签字均真实有效。

二十、毕业实习管理实施细则

医学生毕业实习是医学各专业教学计划中的重要组成部分，它既是综合训练医学生运用所学基础理论、专业知识、提高分析问题和解决问题能力的重要阶段，又是达到教学计划所规定的培养目标的重要环节，为进一步规范管理，确保实习质量，依据卫生部、教育部制定的《医学教育临床实践管理暂行规定》《中国本科医学教育标准——临床医学专业》的要求，特制订附属医院临床实践教学毕业实习管理实施细则。

（一）医院实践教学管理职责

1. 医院要把实习带教工作列入本科教学管理常规工作，安排好学生的实习轮转、带教老师及教学计划，把实习生工作作为科室目标考核的主要内容，按实习要求对实习生进行相应的教育、管理和培养。

2. 定期检查教研室、科室进行毕业实习管理工作，了解实习计划执行情况，改善实习条件，不断总结带教经验，注重培养学生临床思维能力和动手能力，提高老师带教水平，确保实习任务顺利完成。

3. 学生进入医院后，要组织岗前培训，进行医德医风、法律法规、人文道德等教育，学习相关规章制度及要求，学习医疗安全及自我防范等知识，介绍医院概况，签署《实习生实习要求及安全责任告知书》等，同时要求各科室开展入科教育及业务讲座。

4. 按计划安排实习生技能培训，并从实习生技能评审专家库中抽调专家组织出科考试。

5. 定期召开师生座谈会，广泛听取师生的意见和建议，及时反馈实习管理中学生和教师提出的问题，并督促整改。实习结束组织全体实习生对实习科室及带教老师进行评价，测评结果纳入科室主任责任目标考核。

6. 严格考勤制度。实习期间由各科室教学秘书对实习生进行考勤，秘书每月汇总、审核学生出勤情况，形成《实习生每月考勤汇总表》，并于每月3号前将上个月《实习生每月考勤汇总表》以电子版形式上交临床教学管理部门实践教学科。学生实习期间原则上不得请事假，情况特殊者需事前办理请假手续，经批准后方可离岗，事后补假无效，按旷课处理。病假 2 周或事假 1 周以上需按病事假时间补实习方可给予出科成绩。

学生请假办理程序：

（1）请假 1 天，带教老师同意签字→教研室（或科室）主任审批签字。

（2）请假 2~3 天，带教老师同意签字→教研室（或科室）主任审批签字→临床教学管理部门审批备案。

（3）请假 4~7 天，带教老师同意签字→教研室（或科室）主任审批签字→临床教学管理部门审批备案→学生管理部门备案。

（4）请假 8~30 天，带教老师同意签字→教研室（或科室）主任审批签字→临床教学管理部门主任、年级总支书记签署意见→学校教务处审批备案。

（5）请假累计 30 天以上：按照学校学籍管理规定原则上办理休学。

请假期满仍不能参加实习的，应及时办理续假手续，否则视为旷工，每旷工 2 天补该科实习 1 周，并根据学校相关管理规定给以处分。

（6）病假：实习学生因病请假应有县级以上医院病情证明书和医生建议休息时间。事假和病假审批程序相同，凭医院病情证明，1 周内教研室（或科室）主任签字→实践教学科审批；超过 1 周需年级办老师签字→教学管理部门主任签字后报教务处审批。

（7）择业假（7 天）：提交申请、证明及通知→带教老师、教研室（或科室）主任签字→学生管理部门备案→教学管理部门审核。

（8）考研假（7 天）：统一执行学校规定，考研假安排在考研前 1 周，提交申请、证明及通知→带教老师、教研室（或科室）主任签字→学生管理部门备案→教学管理部门审核。

（9）试工假（不超过 2 个月）：原则上根据面试通知要求安排，提交申请、用人单位试工公文→带教老师、教研室（或科室）主任签字→学生管理部门备案、教学管理部门审核→学校教务处备案。

假期结束，需到医院实践教学科销假。

7. 组织评定实习成绩，学生实习成绩由小出科考试和大出科考试成绩组成，总分 100 分。小出科考核由科室负责组织，满分 40 分，考试成绩根据学生实习表现、实习考勤、病历书写、临床实践能力评估四项内容评定。大出科考核由教学管理部负责组织，满分 60 分，主要考核内容是各学科临床技能操作基础项目。

8. 实习学生违规处理

实习科室提出书面处理意见，科室主任签字 → 教研室核实情况，教研室主任

提出处理意见 → 实践教学科审核后报教学管理部门主任签署意见 → 主管教学院领导批示 → 报学院教务处、学生工作处审批。

因病事假、迟到、早退、旷工、违规违纪等情况涉及学籍处理，按学校有关学籍管理规定执行，旷工一天按 8 学时记。

9. 由实践教学科负责实习生轮转安排、落实责任导师、组织学术讲座、组织技能培训及出科考核、审核实习生鉴定意见、实习成绩报送等；实践教学科协同学生管理办公室负责实习生日常管理、进院教育、平时思想教育、实习纪律督查、实习生座谈会、实习评教意见收集、与年级老师及学生家长沟通学生情况等。

（二）实习科室职责

实习科室是科主任负责制，要认真落实下列工作职责。

1. 根据临床教学管理部门下达的实习带教任务及教研室安排，认真布置完成实习带教任务，不得擅自变更实习计划、实习内容及实习轮转安排，不得擅自接受实习学生。

2. 实习科室要安排具有中级及其以上职称或有硕士学位工作 3 年以上的医师安排带教，实习生必须在临床带教教师指导下参与临床诊疗活动。

3. 实习科室负责组织医学生的临床教学实践活动，包括入科教育、教学查房、病案讨论、小讲课、临床技能培训等，完善《临床实践教学记录本》。

4. 实习科室要为实施临床教学实践活动和完成教学任务提供必要的条件，维护临床教学实践过程中相关参与者的合法权益。

5. 实习科室有责任保证医学教育临床实践过程中患者的医疗安全及医疗质量，并通过多种形式告知相关患者以配合临床实践教学活动。

6. 实习科室教学秘书负责科室实习生的排班、考勤等日常管理。要求实习生每日在《本科实习生签到本》上签到，严禁出现代签等弄虚作假的情况，并且每月汇总、审核学生考勤情况，形成《实习生每月考勤汇总表》，于每月 3 号前将上个月《实习生每月考勤汇总表》以电子版形式上交实践教学科。对实习生发生意外，如医疗安全、患病、事假、旷工等情况应及时报告临床教学管理部门实践教学科及学生管理办公室。

7. 实习科室做好实习生小出科考核评价工作，认真批阅实习生书写的病例，组织好 Mini-CEX 及 DOPS 评价，严格审核小出科考试成绩，完善实习生《临床实践考核记录本》。

8. 按教学管理部门要求，积极配合抽调教师参加入科临床技能培训、大出科临床技能考核及大学生临床技能竞赛培训，参加此项工作的老师一年内相对固定以保证培训及考试的规范性。

（三）实习生责任导师的遴选及其工作职责

1. 责任导师的遴选

（1）实行本科实习生责任导师制，在本人报名的基础上，根据带习任务的需要，经教研室推荐并按要求提前上报教学管理部门审批。

（2）责任导师必须由热爱教学工作、有良好的医风医德者担任。

（3）具有中级及其以上职称或有硕士及以上学位工作 3 年以上。

2. 责任导师工作职责

（1）责任导师负责指导医学生的医学教育临床实践活动，确定从事医学教育临床实践活动的具体内容，审签医学生书写的医疗文件。

（2）责任导师必须具有很强的教学意识，增强医患沟通观念，积极说服相关患者配合医学教育临床实践活动；在安排和指导临床实践活动之前，应尽到告知义务并得到相关患者的同意，并保证患者的医疗安全和合法权益。

（3）实习生所有医疗行为都必须在责任导师指导下完成，不承担医疗事故或医疗纠纷责任；因临床带教教师指导不当而导致的医疗事故或医疗纠纷，由临床带教教师承担相应责任。

（4）责任导师是学生实习期间临床思维能力和操作技能培训的第一责任人，根据所带实习生的工作情况、学习态度及考勤等，在实习生出科时给予实事求是的实习鉴定和平时成绩；对实习生违规违纪的情况要及时批评教育，严重者及时报告科主任。

（5）按照我院实习生实践教学考核规定，认真组织实习生小出科考核，包括实习期间学生的工作表现、考勤的管理，组织 Mini-CEX 及 DOPS 评价，考核后及时反馈给学生，并认真填写《临床实践教学考核记录本》小出科考核有关栏目，实事求是地评定实习生的实习情况，写出评语并且签名审核。

（四）对实习生的工作要求

1. 学生在实习过程中，必须按照签署的《实习生实习要求及安全责任告知书》规范自己的言行。

2. 努力学习，尊重老师，关爱病人，遵守国家法律法规及学校和实习医院的各项规章制度，积极参加所在实习单位的政治和学术活动，培养良好的职业道德，倡导无私奉献的精神，树立全心全意为人民服务的思想，认真完成实习计划。

3. 实习生按要求在导师指导下，参加医疗工作，可以接触观察患者、询问患者病史、检查患者体征、查阅患者有关资料、参与分析讨论患者病情、认真书写病历及住院患者病程记录、填写各类检查和处置单、医嘱和处方，对患者实施有关诊疗操作、参加有关的手术，参加教学查房、病案讨论、学术讲座、技能培训和出科考核等活动。

4. 医学生参与医学教育临床诊疗活动必须由临床带教教师指导，不得擅自为患者提供临床诊疗服务；临床实践过程中产生的有关诊疗的文字材料必须经临床带教教师审核签名后才能作为正式医疗文件。

5. 医学生在医学教育临床实践活动中必须尊重患者的知情同意权和隐私权，不得损害患者的合法权益。

6. 实习学生必须尊重指导教师，及时完成老师布置的任务。

7. 实习学生在医疗工作中，必须认真执行请示报告制度，严格遵守上级医师的指示，不得擅自开处方、单独处理病人及签署会诊单、手术通知单和各种证明文书；未经上级医师批准，不得擅自动用贵重仪器、医疗设备；对病人和家属解释病情时，需征得上级医师同意；男性实习医师不能单独检查女性病人。

（五）奖惩制度

为强化教学意识，突出附属医院的教学职能，不断提高临床教学质量，加强实践教学环节质量管理，确保本科生实习质量及实习安全，制订奖惩制度。

1. 为了提高教师带教积极性，提升临床实践教学质量，医院应每年组织"实习生最喜爱的临床带教老师评选活动"，进行院级表彰，并作为科主任责任目标考核中的加分项目。

2. 为了肯定优秀老师在院级、校级、区级及国家级大学生临床技能大赛培训中的辛勤付出，提高教师临床技能培训的积极性，全面提升实习生的临床实践综合能力，医院应每年遴选优秀培训教师，颁发"临床技能培训优秀教师"证书进行全院表彰，并作为科主任责任目标考核中的加分项目。

3. 为规范医学生的临床诊疗行为，提高医疗文书的书写质量，医院应每年组织"实习生病历书写竞赛"并进行院级表彰和奖励，对获奖学生的指导老师授予伯乐奖。

4. 为不断提高临床技能操作水平与解决临床实际问题的能力，医院应每年组织"实习生临床技能竞赛"并进行院级表彰和奖励，并将在院级比赛中表现优异的同学推选至学校参加临床技能竞赛。

5. 实习生小出科考核不及格者不得参加大出科考核，大出科考试不及格者该科实习重修，学生技能培训次数不够者，不得参加出科考试。

6. 实习生每旷工 3 天补该科实习 1 周，并根据学校相关管理规定给以纪律处分，学生在实习期间不遵守组织纪律，不按要求完成实习任务，发生违规违纪情况等，后果严重或经教育不思改进者，终止其在本院的实习资格。

7. 对专家、同行或学生教学质量评价低于 80 分的教师，则暂停该教师的上课及带教资格；经整改后申请专家组评估，评估通过方能恢复教学资格。

8. 在实习工作和带教工作中，如实习生和带教老师违反学校实习管理规定及本院临床实践教学管理实施细则，造成不良后果者，将按学校、医院的相关规定进行严肃处理。

（六）实习经费管理

学校划拨实习经费及外院校学生实习经费严格按财务管理要求，统一由医院财务专项管理，按财务制度审批使用。

本实施细则适用于临床医学、麻醉学、影像学等有临床实践教学的专业。